AF503301

NOUVELLES OBSERVATIONS

SUR LA GOUTTE,

Et fur les qualités de la Poudre, ou Ptifane balfamique qui en eft le fpécifique calmant, connue & approuvée par les Chefs de la Médecine, & confacrée à la Société.

DÉDIÉES AUX SEIGNEURS AFFLIGÉS de cette Maladie.

Par M. CHAVY DE MONGERBET, Docteur en Médecine.

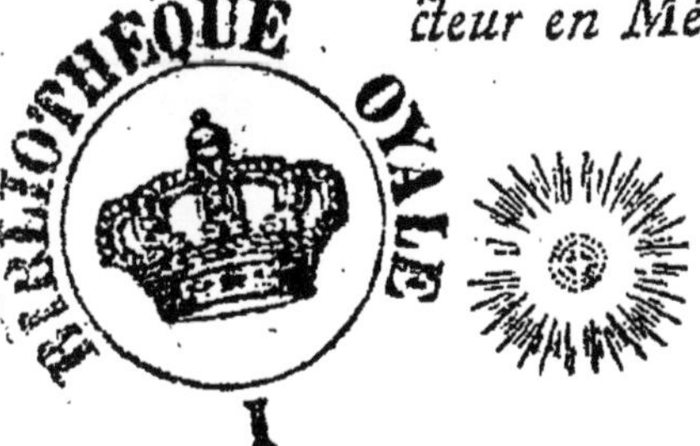

A PARIS,

De l'Imprimerie de MICHEL LAMBERT, rue & à côté de la Comédie Françoife, au Parnaffe.

M. DCC. LXI.

ÉPITRE DÉDICATOIRE.

MESSIEURS,

Suivant la définition d'Hippocrate, la Goutte est, de toutes les maladies, la plus cruelle, & celle qui vous affecte le plus particuliérement; cette définition, dont vous éprouvez trop les terribles effets, a été la source de mon application la plus singulière, & je n'ai pû voir sans peine les Peres des Peuples, & les Protecteurs des talens, chaque jour exposés à succomber sous ses funestes coups, après avoir enduré les tourmens les plus inouis. Les difficultés d'un si grand travail, Messieurs, se sont applanies en faisant attention à la noblesse de son objet ; & sans m'effrayer du peu de succès d'un si grand nombre d'hommes éclairés, qui ont traité cette matière, j'ai compris qu'ils ont échoué, parce qu'ils ne s'y sont pas uniquement adonnés, & je me suis persuadé que la Médecine, qui n'estime & n'honore ses membres, que par l'utilité de ses travaux, verroit avec plaisir l'excès de mon zéle, qui, me faisant abandonner toutes les autres maladies, pour m'attacher à cette seule connoissance, me mettoit dans le cas de faire des observations plus étendues & plus intéressantes. Bien différent, Messieurs, de ces hommes avides qui ont excité la force de vos préjugés, par leurs remèdes universels ou par leurs spécifiques, dont

ils ne connoiſſoient que les noms ;
je n'ai cherché à combattre vos
maux qu'après en avoir bien connu
la nature ; & ne croyant pas qu'il
fût décent & honnête de m'en rap-
porter à mes foibles lumières & à
mes progrès , j'ai confié la compoſi-
tion de mon remède aux Chefs de la
Médecine , & leur ai communiqué
mes obſervations, théoriques & pratiques; la protection de ces Juges éclairés m'eſt d'autant plus avantageuſe,
qu'elle me met dans le cas de continuer mes travaux , & de vous dé-
dier cet Ouvrage , qui n'a d'autre
but que celui de vous plaire , en vous
propoſant des ſoulagemens qui vous
ſont dûs de toutes façons ; daignez
l'honorer de votre protection , & fa-
voriſez ſon Auteur qui vous eſt en-

A iij

tiérement dévoué. *Si vous pensez,
Messieurs, qu'un remède intéressant
ne doive pas être exposé à être
enseveli par les effets du hazard :
j'offre avec plaisir de le remettre entre les mains de Sa Majesté, dès
qu'il lui plaira de me l'ordonner,
afin qu'il soit rendu public après
moi. Vous protégez jusques aux
talens agréables, que ne devez-
vous pas faire de celui qui vous
intéresse si particuliérement ? J'ai
l'honneur d'être avec un très-pro-
fond respect,*

MESSIEURS,

Votre très-humble &
très-obéissant serviteur,
CHAVY DE MONGERBET.

NOUVELLES
OBSERVATIONS
SUR LA GOUTTE.

LA Goutte eſt la plus féroce de toutes les maladies , ſoit par l'excès des
douleurs qu'elle cauſe , ſoit par rapport
à ſes ſuites funeſtes & à ſes révolutions.
La Médecine nous a donné dans tous
les tems des hommes très-éclairés qui
ne nous ont rien laiſſé à deſirer ſur ſes
définitions; ils les euſſent enrichies de la
méthode la plus aſſurée , & de la pratique la plus heureuſe , s'ils en euſſent
fait leur unique occupation ; mais ces
grands Maîtres de l'Art conſacrés à toute l'humanité , par l'étendue de leurs
connoiſſances , ne pouvoient ſacrifier

le plus grand nombre aux intérêts de quelques particuliers : & si dans des rems plus reculés, la Goutte se fût multipliée comme aujourd'hui, nous posséderions son spécifique calmant depuis un long-tems, & nous aurions conservé un grand nombre d'hommes illustres que l'on n'a pu souftraire à ses fureurs. Cette réflexion m'ayant fait abandonner la pratique de toutes les autres maladies, j'ai employé tous mes momens à la connoissance de cette dangereuse ennemie ; les Auteurs les plus estimés que j'ai pris pour guides de ma théorie, m'ont été fort utiles dans la pratique, par les observations que j'ai faites sur celle qui leur étoit familière : je n'offre au Public qu'un traitement nouveau, & un remède simple dans ses effets, établi par l'expérience la plus constante & la plus heureuse. Je dis que la Goutte a fait de grands progrès depuis quelques siécles ; le raffinement des cuisines, inconnu dans les siécles

précédens , est encore une de ses causes principales, & cette preuve n'est que
trop vérifiée par ceux qui en font la triste expérience ; mais que peut produire
l'appréhension d'un avenir incertain
contre les attraits d'une vie délicieuse :
& la vie frugale & laborieuse peut-elle
sympatiser avec les richesses ?

Je divise la société des hommes en
trois classes , par rapport à la Goutte ;
dans la première , je comprends ceux
qui vivent dans la bonne chère , les
excès & l'inaction ; dans la seconde ,
sont les personnes de Cabinet qui font
de grandes dissipations d'esprit ; & la
troisiéme regarde les gens de la campagne, & ceux qui , comme eux , robustes,
sobres, & prenant beaucoup d'exercice,
ne connoissent point ce cruel mal.

La nature n'agit pas chez tous les
hommes de la même façon , & avec la
même force ; elle se produit par trois
voies bien connues : la première & la
plus funeste se termine par la mort ;

dans la seconde, elle se débarrasse par des maladies qui épurent le sang ; & la troisiéme, imperceptible dans ses principes, est celle des personnes qui, paroissant en bonne santé, portent un principe d'âcreté qu'elles transmettent à leurs descendans, & qui forme la goutte ou quelque autre maladie qui devient héréditaire.

Quand la nature se débarrasse par des maladies ou par des flux périodiques, ce qui s'observe particuliérement chez les femmes, elle devient la source d'une bonne santé ; mais si ces crises heureuses viennent à se supprimer, ou par un régime contraire, ou par des remèdes contre-indiqués, &c. il se forme des maladies plus ou moins graves, & nous voyons un nombre de femmes goutteuses qui ne le deviennent que dans le tems où ce flux salutaire commence à s'intercepter ou à se déranger.

La Goutte s'annonce par des symptômes très-variés, soit dans le siége des parties, soit dans l'excès des douleurs,

& par la différence de ses effets. Si la Goutte n'avoit qu'un seul principe, elle seroit plus uniforme, mais les vices du sang dont elle dépend, sont fort multipliés. Ce que je dis ici, je l'établis par ma propre expérience qui n'excite ma sensibilité que par rapport aux intérêts de la société, trop facile à se prévenir & à juger d'un remède sur la première apparence, sans examiner les causes contraires : le mien dont j'ai confié la composition la plus exacte à M. de Sénac, premier Médecin du Roi ; à M. de la Saone, premier Médecin de la Reine ; à M. de Bordeu, Docteur-Régent de Paris ; à M. Pestalozzi, Médecin de Lyon ; & à M. Morand, Chirurgien-Major de l'Hôtel Royal des Invalides, qui l'approuvent & le protégent, & à qui je fais part de ses progrès, ne peut pas être susceptible du préjugé, & des Juges si éclairés ne leur laissent aucun sujet d'inquiétude sur ses qualités.

Le corps humain est composé de différentes humeurs qui font féparées du fang, & font dans un mouvement continuel ; ce mouvement qui produit, qui fait croître, & qui nourrit les corps de quelque genre qu'ils foient, les détruit en même tems infenfiblement.

Il y a dans les humeurs du doux, de l'amer, du falé, de l'acide & de l'âcre ; tant que ces chofes, qui font de qualités différentes, ne font point à part, en dépôt, & qu'elles font proportionnées entr'elles, & dans un mouvement naturel, elles font la fanté ; fi au contraire, elles dominent fenfiblement les unes fur les autres, qu'elles reftent en repos, ou qu'elles foient dans un trop grand mouvement, elles produifent la maladie, & l'efpéce de la maladie eft différente, felon la différente nature de ce qui domine.

Ces chofes différentes étant à la portée les unes des autres dans les vaiffeaux, agiffent les unes fur les autres, & ce mouvement fait la chaleur natu-

relle, à laquelle contribuent le mouvement & le frottement des parties qui
les contiennent : lorſque ces mouvemens ſont trop forts, la chaleur n'eſt
plus naturelle, c'eſt une chaleur de fiévre qui produit des âcres de différentes
eſpéces, & qui peuvent prendre le caractère de la cauſticité la plus violente.

Les alkalis volatils diſſolvent les
chairs, les nerfs & les cartilages ; les
acides animaux diſſolvent les os, ce que
l'on peut éprouver dans le petit lait, y
mettant tremper un os.

Les différentes ſalures naturelles des
liqueurs ſe tempèrent mutuellement
dans l'homme ſain, ſans ſe détruire les
unes & les autres, comme l'acide &
l'alkali qui ſont dans certaines eaux minérales, &c.

Un âcre contre nature ſe trouve ſouvent confondu dans les humeurs, & ne
produit point de mal ſenſible tant qu'il
n'y eſt point en aſſez grande quantité,
ou qu'il y eſt plus foible que ne le ſont

les liqueurs qui n'ont qu'une falure naturelle ; on a vû fouvent des perfonnes,
qui portant un levain de vérole, paroiffoient fe bien porter, tant que le
virus n'avoit pas fait affez de progrès
pour fe rendre fenfible ; il y a des goutteux qui fe portent bien dans les intervalles des accès de goutte, quoiqu'ils
ayent dans eux de l'humeur âcre de la
goutte ; c'eft pourquoi il faut avoir égard
à la caufe de la goutte dans toutes les
autres maladies de ces perfonnes.

Des charbons de pefte ont forti tout-
à-coup à des perfonnes qui paroiffoient
être en parfaite fanté, & lorfque ces
charbons peftilentiels fortent de quelque partie intérieure du corps ; ceux à
qui ce malheur arrive, meurent fans garder le lit, & quelquefois même ils tom-
bent morts dans les rues : ce qui prouve qu'on peut porter dans foi pendant
quelque tems, un levain de maladie, &
d'une maladie très-dangereufe, fans s'en
appercevoir ; c'eft ce que ne veulent

point comprendre ceux qui ayant la vérole , se sont bien portés depuis qu'ils
l'avoient gagnée.

Ce qui prouve évidemment l'action
des levains dans le sang ; c'est que le
pus de la petite vérole ayant été intro-
duit dans les vaisseaux d'une personne,
y agit de façon qu'au bout d'un certain
tems il produit des pustules de la même
nature que celles d'où on l'a tiré.

La Goutte est une maladie qui attaque en premier lieu les articulations, on
la nomme podagre, parce que les pieds
ont coutume d'être les premiers attaqués
& particulierement l'orteil ou gros doigt
du pied , & le *calcaneum* ou talon.

La Goutte a différentes dénomina-
tions; aux pieds , elle se nomme poda-
dre ; aux mains , chiragre ; aux coudes,
onagre ; aux dents, dentagre ; à la hanche , sciatique; aux vertèbres , aux côtes, à l'omoplate & aux clavicules, elle
se dit courbature , &c.

Il est à propos que je dise ici deux

mots du rhumatifme , par rapport aux
Anciens qui ne faifoient aucune différence de la Goutte & du Rhumatifme ;
mais dans les derniers fiécles , Baillou,
Chefneau , Riviere & Charles Pifon
en ont fait deux maladies ; ils ont nommé Goutte arthritique , qui fignifie maladie d'articulations , & ont caractérifé
toute douleur générale & particulière
qui attaque toute l'étendue du corps, de
rhumatifme.

La différence de ces deux maladies eft
bien claire ; la Goute attaque fans ménagement toutes les articulations des os;
le Rhumatifme, au contraire , attaque
toutes les parties charnues, aponeuro-
tiques, même les nerveufes , & peu de
perfonnes font exemptes de cette maladie ; revenons à la Goutte.

Arétée & Margrave difent que quand
on fe ferreroit les pieds avec les plus
groffes cordes, quand on les mettroit
dans un étau bien ferré , qu'on les frap-
peroit avec des barres de fer ardentes ,

toutes ces douleurs ne seroient pas si vives.

Si dans les commencemens de cette
maladie, après les premiers tourmens,
il survient une transpiration un peu
longue, le malade est soulagé ; mais
s'il vient ensuite un frisson , les douleurs augmentent, se fixent, & durent
des mois entiers ; le malade se trouve
cloué dans son lit ou dans un fauteuil ,
& souvent les os perdent l'action du
mouvement des articulations par des
ankiloses.

Les extrémités sont composées de parties tendineuses, d'aponeuroses, de nerfs,
&c. Les vaisseaux y sont très-fins , parce que leur diamètre décline toujours
en descendant ; autour des os des jointures , sont des glandes synoviales, di-
tes mucilagineuses ; au moyen de ce
mucilage qui facilite le mouvement ,
ces parties sont toujours humectées, & il
ne s'y forme point d'ankiloses ; & dès
que ce suc s'épaissit ou n'est plus fourni,

Il arrive le contraire ; ajoûtez à cela ;
les ligamens attaqués & fans fonction,
d'où dépend la perte du mouvement des
pieds ou autres parties maltraitées de
l'humeur goutteufe qui va du pied au
genou , à l'articulation de la hanche ;
elle fe porte au coccix , à l'os facrum ,
elle va de vertêbres en vertèbres jufqu'au col, parcourt les côtés , les mains,
les coudes , l'articulation de l'omoplate
& la clavicule.

Il fe forme ordinairement des efpéces
de tumeurs aux environs des articulations des coudes , des genoux , & des
doigts des pieds & des mains , dont la
groffeur varie , la matière reffemble à
de la craie ou plâtre , & quelquefois fe
diffipe par écailles.

Quand la Goutte a parcouru les articles , elle ne fe jette que trop fréquem-
ment fur les vifcères , ce qui met les
malades à deux doigts de leur perte, &
leur caufe fouvent la mort la plus cruelle ; voyons par ordre & en abrégé quelle
route elle tient.

Quand elle fe porte à la tête , elle caufe l'apoplexie , & de-là la paralyfie ; fi c'eft aux futures , il y a éblouiffement , vertige , & des douleurs très-vives ; quand elle parcourt les yeux, les dents , les machoires , la langue, &c. elle y caufe les fenfations les plus douloureufes , prive de la vûe , fait tomber les dents, & caufe les accidens les plus violens.

Si l'humeur de la Goutte fe fixe à la gorge , elle imite l'efquinancie , la trachée artère fe refferre par l'interception de l'air , l'œfophage fe fronce & s'affaiffe au point qu'il ne permet aucun paffage aux alimens , & elle affecte le pharynx, le larynx , la langue & toutes les parties dépendantes de la gorge.

Quand la Goutte remonte & fe fixe à la poitrine , elle y caractérife des fymptômes femblables à ceux de la pleuréfie & des fluxions de poitrine ; les parties extérieures de la poitrine en font auffi altérées ; telles font les parties ten-

dineufes & les ligamens des articulations de toutes les côtes.

Si la maladie dure long-tems, l'humeur fe candit dans les bronches , &
après une toux vive , il fe fait une ex-
pectoration de crachats qui reffemblent à
du plâtre encore liquide ; elle y produit
auffi quelquefois le crachement de fang
qui conduit le malade au tombeau.

Les perfonnes âgées , dont les pores
font refferrés , & la peau defféchée, font
expofées à des afthmes ou à des hydro-
pifies de poitrine , parce que la tranfpiration fe trouvant gênée, la matière
qui la formoit fe jette fur les poulmons
qui font l'office d'une éponge ; ils re-
tiennent cet excrément , & la capacité
en eft furchargée , & quelquefois cette
humidité fe filtre au travers, caufe l'hydropifie de poitrine , & le malade fe
croyant un peu foulagé , meurt fubite-
ment.

Si la Goutte fe porte à l'eftomac, elle
y fait de grands ravages , par les dou-

leurs aiguës , les vomiſſemens , les mouvemens convulſifs & les ſueurs froides qui en ſont la ſuite ; ſi elle s'y fixe long-tems, l'humeur s'y candit & dégénère en pierres dures & compactes, & le malade périt ; elle produit d'auſſi terribles effets dans le canal inteſtinal.

Dès que l'humeur de la Goutte reflue au foye , elle y produit des maladies de différens caractères , telle que la jauniſſe , obſtruction , skirre & hydropiſie, par les obſtacles qu'elle porte à ce nombre de vaiſſeaux & de glandes , & ſon ſéjour y produit un nombre de pierres , alors il n'eſt pas poſſible de ſoulager le malade.

La rate eſt ſujette au tranſport de l'humeur goutteuſe ; ce viſcère s'engorge & s'endurcit , & ſi le malade eſt un peu ſoulagé , il devient triſte & mélancolique.

Les reins ne ſont pas exempts des terribles effets de la Goutte, qui dès qu'elle s'y candit, dégénère en ſable, & en

fuite en calcul , & y produit les tourmens les plus affreux ; ces pierres
portées par les uretères dans la veffie , y
caufent des déchiremens : les urines font
fanglantes & purulentes , & le malade
fouffre le martyre ; enfin , la Goutte
n'épargne aucun vifcère , & parcourt
toutes les parties du corps où elle produit les caractères de toutes fortes de maladies.

Aprés avoir expliqué les différentes
façons dont la Goutte fe manifefte , il
eft à propos d'établir un ordre & de diftinguer celle qui eft régulière ou irrégulière.

La Goutte régulière a coutume de fe
déclarer en Janvier ou Février , & à l'entrée de l'automne , fans autre avantcou-
reur que de mauvaifes digeftions qui
ont précédé ; le corps s'appefantit , & il
furvient , quelques jours avant l'accès ,
un engourdiffement à la cuiffe , l'appétit eft quelquefois plus vorace ; la veille
de l'accès , on fe couche & on s'endort

en santé , mais le malade est réveillé par une douleur qui se fait ressentir ordinairement au pouce du pied , & quelquefois au talon & au gras de jambe , & qui ressemble à celle de la dislocation de ces os. Il y a le ressentiment comme d'une eau froide qui seroit répandue sur les membranes , le frisson vient & une petite fiévre ; la douleur légère dans le commencement augmente d'heure en heure , & l'humeur s'ajuste aux os du tarse & du métatarse , dont elle suit les ligamens : c'est tantôt une tension violente, ou un déchirement de ces ligamens, tantôt c'est la morsure d'un chien qui la ronge , & quelquefois un sentiment de compression & de resserrement, la partie acquiert un sentiment si vif & si exquis , qu'elle ne peut supporter le poids des couvertures. Dès que la matière morbifique est un peu digérée ou dissipée par la transpiration , tous ces symptômes diminuent , & le malade commence à respirer ; la partie malade reste enflée , au lieu qu'auparavant il n'y avoit que les veines répandues sur la partie affligée , très-enflées.

Première preuve de la bonté de mon spécifique qui agit par la transpiration, voie que la nature indique. Le jour suivant, ou deux ou trois jours après , à mesure que l'humeur de la Goutte est plus ou moins abondante , la douleur se réveille au même pied , augmente considérablement le soir, de même que vers le point du jour , quitte ce pied, reprend sa force , & passe à l'autre qui est attaqué de la même façon que le premier.

Quelquefois l'humeur est si abondante , qu'elle fatigue les deux à la fois , avec la même véhémence, mais ce n'est ordinairement que l'un après l'autre.

L'humeur goutteuse n'attaque pas seulement les pieds, mais les genoux , & successivement tous les articles, ce qui dépend de la quantité & de la qualité de cette humeur, de l'âge, du genre de vie ,

vie , de la conſtitution de l'air & du tems que le malade a commencé de devenir goutteux.

Il ne faut pas s'imaginer qu'un Goutteux pendant deux ou trois mois & plus, n'ait qu'un même accès ; mais c'eſt un aſſemblage & une chaîne de ces petits accès qui vont toujours en diminuant , ſoit à l'égard de la douleur, ſoit à l'égard de la durée , juſqu'à ce que toute la matière de la Goutte ſoit épuiſée ; alors le malade revient en parfaite ſanté, ce qui n'arrive guères aux plus vigoureux, que dans la quinzaine ; dans les plus avancés en âge , & qui ont eu ſouvent la Goutte, dans pluſieurs mois; & dans ceux qui ſont caſſés ou par les années ou par les maladies, elle ne les quitte pas que l'été ne ſoit avancé , & continue ſouvent des années.

Les premiers jours, l'urine eſt colorée, laiſſant un ſédiment rouge, plein de petit ſable, & le malade ne rend par les urines que la troiſième partie de ce

qu'il boit ; pendant ce tems , le ventre
eſt ſerré , l'appétit abattu , le malade a
un léger trémouſſement par tout le
corps ; le ſoir , il reſſent même dans
toutes les autres parties , quoiqu'elles
ne ſoient pas le ſiège de la Goutte , une
peſanteur inquiétante qui dure autant
que l'attaque. Cette ſuppreſſion d'une
partie de l'urine annonce que mon Spécifique eſt parfait.

A la fin de l'accès ſurvient une dé-
mangeaiſon aux pieds , mais ſur - tout
entre les doigts dont la peau ſe lève
comme des particules de ſon qui tom-
bent par écailles : voilà la façon dont ſe
comporte la Goutte quand elle eſt régulière ; & elle ne revient communément que dans un an , & dans la même
ſaiſon.

La Goutte eſt irrégulière lorſqu'elle
eſt dérangée par des remèdes donnés
mal-à-propos , ou quand , à raiſon de
la durée opiniâtre du mal , la ſubſtance
du corps s'eſt tournée en humeur de
Goutte , ou quand la nature affoiblie

n'a pas affez de force pour la chaffer de la manière qu'elle avoit accoutumé, & on voit éclater des phénomènes bien différens de ceux qui viennent d'être dé-crits.

Quand la douleur quitte les pieds, c'eft une preuve que la règle du mal a été renverfée, ou que la force du corps a diminué peu-à-peu ; la Goutte oc-cupe préfentement les mains, les poi-gnets, les genoux & les autres parties du corps ; quelquefois, après avoir tour-menté un ou plufieurs doigts, elle les rend femblables à une gerbe de racines de panais, les prive peu-à-peu du mou-vement, & forme autour des ligamens des articles, des matières tophacées qui détruifent la peau & la furpeau, & font voir à découvert les nodus comme de la craie, ou des yeux d'écreviffes qu'on peut tirer avec la pointe d'une épingle ; quelquefois l'humeur de la Goutte fe dépofant fur l'articulation du coude, y forme une tumeur blanche de la groffeur d'un œuf, qui peu-à-peu devient rouge & s'enflamme.

Quelquefois la Goutte fe jette fur le fémur & s'étend enfuite fur le genou, le preffe vivement, le privant du mouvement. La Goutte qui auparavant ne revenoit qu'à l'iffue de l'hyver, & qui ceffoit après quelques mois, tourmente à préfent des années entières, à la réferve de deux ou trois mois plus chauds de l'Eté.

Enfin, fi le Malade, avant que le mal fût fi avancé, ayoit de longs intervalles entre les attaques, préfentement il a tous les membres refferrés & embarraffés ; de forte que bien qu'il fe puiffe tenir debout & marcher un peu, ce n'eft néanmoins que d'un pas boiteux & fatigant, & s'il veut forcer la marche, l'humeur de la Goutte qui n'eft jamais entièrement diffipée, menace les vifcères lorfqu'elle ne peut fe jetter fur les pieds.

Le Malade eft tourmenté de plufieurs

autres fymptômes , comme douleurs dans les veines hémorrhoïdales, rots qui fentent les œufs couvés , & l'appétit eft languiffant par défaut d'efprits.

Après plufieurs cruels tourmens que reffentent les vieillards & qui ne s'éteignent jamais entièrement, les accès commencent à ne fe plus faire fentir avec tant de violence, foit que la nature fe trouve opprimée par le poids de l'humeur, foit qu'à raifon de la vieilleffe, elle n'aye pas affez de force pour la pouffer dans les extrémités ; mais il furvient une efpèce de mal d'eftomac, accompagné de tranchées, de laffitudes, fans caufe manifefte, & quelquefois la diarrhée; alors la douleur dans les mufcles ceffe, & ces fymptômes s'évanouiffent dès que la douleur des membres fe réveille; la douleur devient moins vive d'accès en accès, & le Malade meurt fouvent du mal d'eftomac.

L'humeur de la Goutte forme quelquefois des pierres, parce que la fonction des reins est suspendue.

Pour finir, les viscères du Malade farcis de l'humeur de la Goutte, ne peuvent plus exercer leurs fonctions ; le sang, surchargé de limon & d'ordures, ne peut plus circuler, ni la matière de la Goutte se porter sur les articles, comme elle avoit accoutumé, & enfin la mort survient.

L'on distingue la Goutte en chaude & en froide.

La Goutte chaude est celle à qui il survient une enflure, après s'être manifestée par une couleur de rose avec des douleurs vives, des élancemens, des battemens, des picotemens & des ardeurs qui annoncent une pléthore.

La Goutte froide & sans chaleur n'est qu'un œdème souvent emphisémateux ; il n'y a qu'une douleur de tension sans pulsation & sans élancement, mais un engourdissement.

La Goutte est fixe quand elle ne quitte point une ou deux articulations, &

vague quand elle se jette sur différentes parties, & change à chaque instant.

Sentimens des Auteurs.

Les Auteurs déterminent plusieurs causes de la Goutte : Sydenham l'établit dans l'estomac, Fernel dans la tête, Willis l'attribue à la composition de certains levains, à la foiblesse des viscères, à la décadence du sang ; Rivière reconnoît un sel acide & corrosif : voici ce qu'il dit.

La Goutte a pour cause un sang abondant en sels acides & corrosifs qui s'en séparent & passent dans les lymphatiques, où ils communiquent leurs impressions, & ces humeurs ayant acquis un dégré d'acrimonie proportionné à la qualité & à la quantité de ces mêmes sels, il survient des douleurs & des tiraillemens qui se fixent d'abord aux articles.

Hoffman dit qu'elle consiste dans un spasme violent qui picotte, déchire,

tiraille, souvent jusqu'à produire une
douleur telle que celle de la fracture,
ou que feroit un pieu que l'on y en-
fonceroit, tiraille les membranes & les
ligamens nerveux & tendineux qui contiennent les os, & les affermissent dans
leur situation ; spasmes causés par une
sérosité corrompue, salée, âcre, apportée en abondance dans les petites artè-
res & les petites glandes des ligamens,
& accompagnés d'un mouvement fébrile & de l'inflammation de la partie
affectée.

Lorsque la douleur commence, les
pores de la peau du pied se resserrent ;
l'abord & le reflux convenables du sang
sont empêchés : tantôt la sueur & la
transpiration se suppriment, tantôt elle
augmente ; il y a rougeur & roideur
dans la partie, les veines disparoissent ;
on sent dans la partie malade une tension & un tiraillement très-sensibles,
accompagnés d'une rougeur & d'une
chaleur suivie d'enflure ; de-là de fré-

quens bâillemens, une defcente de vents au travers des chairs de la cuiffe, un friffonnement dans le dos & les reins, un pouls fébrile, des inquiétudes dans les environs du cœur, des défaillances, un fommeil inquiet, un engourdiffement, un fourmillement dans les articulations, perte d'appétit, naufées, une efpèce de convulfion dans les gras de jambes, vomiffemens; ce qui arrive dès que l'humeur fe porte aux parties internes, & tous ces accidens ne peuvent avoir d'autre caufe qu'une contraction fpafmodique, & le dérangement de la circulation qui en eft la fuite; & toutes les fois que la matière féreufe, âcre & corrofive eft repouffée des parties affectées aux parties nobles du dedans, foit par un mauvais traitement, foit par quelque autre caufe nuifible, elle y produit des douleurs vives & des fpafmes.

Mufgrave divife la Goutte en Goutte première ou héréditaire, en Goutte feconde ou fymptomatique ; il dit que plus quelqu'un, en naiffant, participe du virus goutteux de fes pères, plus il en eft incommodé.

Il dit que la feconde dépend des miafmes arthritiques cachés dans le fang, & qui fe développent à la fuite de quelques maladies aiguës ou de quelque remède contre-indiqué : telle eft la Goutte fcorbutique, mélancolique, celle qui fuccède à la vérole, à l'afthme, à la fièvre, à la colique & aux maladies de la peau, aux pâles couleurs, hydropifie, flux hémorrhoïdal & flux menftruel.

Il dit encore que celle qui paroît à la fuite des maladies ci-deffus rapportées, n'attaque que les perfonnes foibles & délicates & d'un âge avancé, & que celle qui vient après une tranfpiration fupprimée, après des excès, ou pour avoir eu les pieds mouillés à la chaffe, &c. n'attaque que les perfonnes robuftes & peu avancées en âge.

(35)

Le célèbre Baynard a démontré, par
fes expériences fur les urines, qu'il s'y
trouvoit une trentième partie d'un fel
alkali : d'où il conclut que ce fel âpre,
aigu, piquant & irritant, retenu dans
le fang au moyen d'une humeur pitui-
teufe & gluante, venant à fe développer à la première occafion, caufe des
douleurs & des tumeurs, foit dans les
articulations, foit dans les membranes, tendons, ligamens, &c. & de la
qualité & de la quantité de ces fels les
accès de la Goutte fe manifeftent.

Dès que ces fels, enveloppés dans
des humeurs vifqueufes, font brifés &
atténués, & que cette humeur fe digère & qu'il furvient une tranfpiration, la douleur ceffe, le mouvement
de la partie fe rétablit, & le malade
revient en fanté ; il arrive le contraire
dans un traitement oppofé à cette indication de la nature.

Dans la Goutte froide, les douleurs
font moins violentes, & il y a moins

d'inflammation que dans la Goutte chaude, pourvû qu'il n'y ait point de complication vénérienne ou fcorbutique ; mais les paroxifmes y font plus longs.

La Goutte paroît plutôt en Hyver & en Automne que dans les autres faifons, parce que ce tems eft plus propre aux fluxions.

Il dit auffi que le rhumatifme eft occafionné par un froid qui retardant la circulation dans les vaiffeaux capillaires des mufcles & de leurs membranes, occafionnent des engorgemens & des tumeurs, & font reffentir les douleurs les plus aiguës ; les vieillards y font fort fujets, parce qu'ils abondent en une pituite craffe & gluante qui reffemble à de la cire que l'on injecteroit par une feringue.

Default, Profeffeur de Bordeaux, établit, pour caufe de la Goutte, une tranfpiration fupprimée, & il dit : Cette partie du corps humain devenue dure

& ridée par le penchant de l'âge, ou
obstruée par les fautes qui procurent la
Goutte, sont propres à diminuer l'in-
sensible transpiration ; ses tuyaux excrétoires sont la plûpart sans usage ; la matière qu'ils versoient est retenue peu-à-
peu, circule avec le sang & les autres
liqueurs, se mêle avec la lymphe que
la nature fait couler dans les articles,
pince par sa salure les membranes & les
tendons qui y aboutissent, & cause
cette vive douleur que l'on nomme
Goutte.

Les pieds sont ordinairement les
premiers attaqués, parce que les tuyaux
de cette lymphe y sont en plus grand
nombre.

Comme chaque dépôt sur les articles
laisse à la fin quelque lie ou marc qui forme une espèce de concrétion qui augmente couche sur couche à chaque attaque,
il se forme des matières tophacées qui
bouchent l'orifice de ces tuyaux, alors
a matière de la Goutte se porte sur les

autres articles, où elle trouve moins de résistance, & y produit par succession d'attaques, les nodosités comme elle a fait aux pieds ; enfin, ne trouvant plus d'issue dans les articulations, soit supérieures, soit inférieures, elle se dépose sur les viscères, & cause ce qu'on appelle Goutte remontée.

Sentiment de l'Auteur.

Ayant fait une compilation des sentimens de ces Auteurs, l'on voit qu'ils conviennent entr'eux que la Goutte dépend d'une humeur âcre ; les uns y ajoûtent des sels tartareux, d'autres des sels acides, des sérosités âcres & salées, une abondance de sels alkalis, &c. Mais toutes ces différences ne les éloignent pas du principe ; ils ne prétendent pas que cette maladie prenne son origine dans la lymphe ou dans quelque autre humeur qui se sépare du sang, mais dans le sang même qui leur communi-

que toujours les qualités âcres ou balfamiques.

Je dis que lès Goutteux apportent ce
virus en naiffant, de la même façon que
l'on naît fcorbutique, fcrophuleux, &c.
Ce que j'établis par l'expérience la plus
claire.

L'on voit tous les jours des perfonnes
qui doivent le jour & la Goutte à leurs
peres par fucceffion, l'on en voit d'autres qui en font exemptes, & cette même Goutte fe manifefte à la feconde ou
troifiéme génération ; l'on doit conclure de ce raifonnement que le fang
de ceux de la première ou feconde génération n'a pas été entièrement exempt
du virus goutteux ; mais que plus adou-
ci & trop foible pour le manifefter, il
a fallu un long intervalle & un dérangement trop fréquent parmi les hommes, pour fe développer & fe tranfmet-
tre aux générations fuivantes.

Ce que j'ai dit de la Goutte héréditaire, je l'établis fur la Goutte que l'on

nomme acquife, & voici comment :

D'une multitude d'hommes de tout âge, du même tempérament, du même état, & livrés aux mêmes excès, deux ou plufieurs deviendront goutteux, & le refte en fera exempt ; doit-on conclure de-là que la Goutte eft la fuite de ces excès, & pourquoi tant d'autres ne l'ont ils pas acquife ?

Je dis plus, des perfonnes fort fobres, prenant beaucoup d'exercice, n'étant point nés de parens goutteux, le deviennent ; dira-t-on qu'ils doivent cette maladie à la conftitution de l'air, ou à la qualité des alimens ? Dans ce cas, elle deviendroit épidémique, ce qui n'eft pas probable ; & fi elle étoit l'effet du hazard ou du mauvais régime, ne viendroit-on pas à bout de la guérir comme toutes les autres maladies ? Difons donc que ceux qui acquièrent la Goutte, ont apporté cette difpofition en naiffant, qu'elle dépend de la qualité du fang qu'ils ont reçu de leurs pe-

res, qui par des excès en tout genre,
en ont diffipé les parties les plus douces & les plus balfamiques, & leur ont
communiqué des principes âcres & cor-
rofifs, qui ne fe développent ordinairement qu'à l'âge de trente ans, foit
parce que avant ce tems les humeurs
font deftinées à la nourriture & à
l'accroiffement des parties, foit pour
avoir ufé de la vie de bonne heure,
ou parce que la peau plus refferrée à
cet âge que dans l'adolefcence, rend la
tranfpiration plus difficile & moins
abondante.

La tranfpiration fupprimée procure
l'accès, mais ne fait pas naître la Goutte, & il faut néceffairement que le fang
ait cette qualité requife pour la produire.

Si la tranfpiration fupprimée en étoit
la fource, quel homme dans ce monde feroit exempt de cette terrible maladie ; à qui cette fuppreffion n'arrive-
t-elle pas tous les jours, foit en veil-

lànt , foit en dormant ? Chacun eft con-
vaincu de cette vérité par fa propre expérience : il eft inutile que j'en vienne à
de plus longues preuves.

Ce que je dis de la tranfpiration ,
s'entend du flux hémorrhoïdal habituel,
ou du flux menftruel fupprimé , & cela
par les mêmes raifons.

Le principe de la Goutte eft donc
dans le fang , & la lymphe & les férofités qui s'en féparent continuellement,
participent de fes qualités ; comme elles font deftinées à nourrir les tendons,
membranes & ligamens , il eft impof-
fible qu'elles n'y occafionnent de vives
douleurs , fi l'on fait attention à l'ex-
trême fenfibilité de ces parties. Les maladies qui dépendent de l'acide , comme mélancolie , paffion hiftérique, épilepfie , &c. ont des fymptômes différens , parce que l'humeur eft moins corrofive , moins piquante , elle attaque
les nerfs & les mufcles , fans fe commu-
niquer à leurs tendons.

L'âcreté du sang des Goutteux dépend
d'une quantité de sels acides & tartareux , & la sérosité qui en est le véhicule , a une âcreté bilieuse plus ou moins
fixe, ce qui produit des diversités dans
la Goutte , & rend la douleur fixe ou
vague , & plus ou moins ardente ou inflammatoire.

La preuve de ces sels tartareux se tire par les ligamens des jointures qui
font rongés par le tartre qui s'y arrête ,
comme les ouvertures en font foi. Il y
a plus , la matière plâtreuse qui se trouve quelquefois en abondance dans les
articulations des vieillards goutteux qui
ont beaucoup d'acide , est une preuve
évidente d'un sel tartareux , composé
d'acide & de beaucoup de terre.

Les Auteurs ont encore remarqué que
les excrémens que rendent les Goutteux, c'est-à-dire , leurs crachats, leur
urine, leur sueur , étant évaporés , ont
donné une grande quantité de matière
blanchâtre, concretée & en consistence de
tartre.

L'exiſtence d'un ſel fluide tartàréux
dans les Goutteux, paroît confirmée par
l'obſervation que le trop grand uſage
des vins qui contiennent beaucoup de
ſuc tartareux , eſt ordinairement très-
propre à faire paroître la Goutte , &
que l'on peut conclure de même de
l'appétit exceſſif & vorace qu'ont les
malades, ſur-tout avant l'attaque , &
qui eſt ſans doute produit par l'abondance d'une lymphe acide dans les liqueurs ſalivaires & gaſtriques. Ces con-
crétions ne ſe produiſent point chez
tous les Goutteux , ce qui dépend des
reſſorts des vaiſſeaux qui ont plus ou
moins de force pour les expulſer. Les
hommes bilieux , d'un tempérament
vif & animé , dont la Goutte eſt plus
chaude & plus vague , puiſqu'elle ſe
tranſporte d'une partie à l'autre , ont la
ſéroſité chargée de ſels âcres , bilieux,
ſulphureux , & même alkalis.

Il faut remarquer que ſous les ligamens membraneux , qui affermiſſent

ordinairement les articulations, il y a
une membrane purement glanduleuſe
& véſiculaire qui eſt le ſiége de la ſi-
novie, où ſe terminent ſur-tout dans
l'homme beaucoup de ramifications de
vaiſſeaux ſanguins, & cette membrane,
par rapport à ſa lâcheté, ne ſert pas à
l'aſſemblage des os , mais elle ſépare
une eſpéce de mucoſité ſemblable au
blanc d'œuf ; il y a d'ailleurs dans les
grandes articulations des corps glandu-
leux revêtus de graiſſe, qui ſéparent de
beaucoup de vaiſſeaux ſanguins une mucoſité ſemblable, dont l'uſage eſt de lu-
bréfier les jointures , & de les empêcher de s'échauffer par le frottement ,
comme l'a montré dans ſon Oſtéolo-
gie le célèbre Anglois , Clopton Ha-
yers.

Toutes les fois donc qu'une ſéroſité
ſaline , excrémenteuſe, ſurabondante
dans le ſang, deſcend par les pores des
glandes trop relâchées, dans les articulations mêmes , non-ſeulement elle

coagule la mucosité, qui par la suite se résout difficilement, & si elle est en abondance, elle s'y change enfin en un corps plâtreux ; mais étant renfermée entre des membranes d'un sentiment très-délicat, elle a peine à s'avancer & à s'évaporer, par rapport à la petitesse des pores ; ce qui fait qu'elle cause des tourmens inexprimables dans la partie malade.

La Goutte occasionne deux espéces de fiévres, l'une essentielle, & l'autre symptômatique. La première dépend de la qualité de l'humeur, & l'autre est la suite des douleurs & des veilles ; au moyen de la fiévre, l'humeur goutteuse se dissipe plus facilement, & ce mouvement fébrile n'est pas inutile ; car c'est par son moyen que les sérosités salines excrémenteuses, empreintes d'un caractère étranger, sont en partie chassées & mises dehors du corps par les couloirs & les excrétoires que la nature a destinées à cet effet ; ce mouvement fébrile plus fort que le naturel, qui se fait dans les solides & fluides, est la vraie cause des cruelles douleurs & des spasmes des extrémités, qui sont inséparables des accès de la Goutte.

La Goutte est périodique, & ses retours dépendent de la quantité de l'humeur qui se développe, quand elle est assez abondante ; & elle demeure confondue avec le sang où elle n'occasionne aucun mouvement, tandis que ses pointes sont émoussées, & qu'elle y occupe un petit volume.

La foiblesse du tempérament & les fautes dans l'usage des choses non naturelles, font paroître la Goutte.

Par foiblesse, l'on entend un défaut de force & de vigueur dans le tissu & la conformation des solides destinés à contenir les fluides, ou plutôt à produire les mouvemens vitaux sécrétoires & excrétoires ; foiblesse apportée de naissance, & transmise par les parens.

De là vient que les peres & meres

foibles & maladifs , comme font les hypocondriaques , ceux qui font fujets au flux hémorrhoïdal , à des maladies irrégulières , les Goutteux , les calculeux donnent le jour à des enfans qui ont de pareilles difpofitions maladives; ajoûtez à cela des fautes effentielles contre le régime , fautes dont l'effet eft non-feulement d'affoiblir & de détruire le ton des parties folides , la force & la vertu fyftaltique des organes ; mais de produire beaucoup de liqueurs crues , intempérées & éloignées de l'état naturel des fucs qui doivent être doux , & de les retenir & les amaffer dans le corps , en conféquence de la diminution des excrétions qui procurent la fanté.

L'abus des plaifirs de l'amour étant propre à diminuer la force & la tenfion des parties folides , nerveufes & motrices , fait paroître la Goutte , car, comme la femence eft le produit d'une lymphe fpiritueufe & fubtile qui fe

trouve

trouve dans le fang , on ne peut la per-
dre fans ôter aux parties fluides leur fub-
tilité & leur douce volatilité , & aux
parties folides leur vigueur & leur ref-
fort , ce qui ne peut arriver fans un
dommage confidérable de toutes les
fonctions du corps , & ce qui a fait dire aux Poëtes qu'elle étoit la fille de Vé-
nus & de Bachus.

Les Goutteux , à raifon d'un fel dé-
lié & irritant qui circule dans leurs vaiffeaux , diffous dans le fang & dans la
lymphe , font d'un tempérament plus
amoureux que les autres , & aggravent
leurs maux.

Le vin , & fur-tout les vins violens,
ou ceux qui font chargés d'un acide tartareux , dérangent le tiffù des efprits
qui donnent le mouvement à notre
corps; parce que les parties fulphureu-
fes du vin fe portent à la tête trop
promptement , ou elles entrent dans les
pores des nerfs , & fe marient aux efprits dont elles dérangent extrêmement

la température par leur crudité & leur caractère hétérogène , de manière qu'ils
font moins en état de s'acquitter de
leurs fonctions & de régler les mouvemens de la machine. Auffi le vin par
fa matière tartareufe, contribue beaucoup à faire paroître la Goutte , & cette matière qui fe fépare par les excrétions dans les corps bien conftitués ,
féjourne & s'amaffe dans le fang de
ceux qui péchent par la foibleffe des vifcères.

L'yvreffe éteint beaucoup la force
naturelle des efprits , & donne plus
d'épaiffeur à la lymphe déliée , & la
tenfion des vifcères diminuant à pro-
portion , ils ont moins de force pour
faire tranfpirer ce qu'il y a de nuifible &
de pernicieux dans les vins.

Les paffions immodérées ont beaucoup de puiffance pour faire paroître &
entretenir la Goutte ; la raifon de cet
effet eft , quant à la longue trifteffe &
au chagrin, aux inquiétudes , & aux

foins continuels , aux méditations pro-
fondes , qu'en diminuant les forces du
corps , les mouvemens vitaux des liqueurs , & les fécrétions & excrétions , les affections de l'ame fourniffent une matière abondante , c'eft-à-
dire, beaucoup d'impuretés falines, ful-
phureufes de divers genres.

Les mouvemens d'une grande colère
peuvent exciter la Goutte fur le
champ.

La gourmandife , les repas continuels,
lorfqu'on mène en même tems une
vie oifive & fédentaire , l'interruption
des exercices du corps , & un trop parfait repos après une vie agiffante , occafionnent le paroxifme de la Goutte ,
parce que rien n'eft plus contraire aux
excrétions , fans lefquelles la fanté ne
peut fe foutenir, la bonne chére dans
un genre de vie oifive , amaffe une
grande quantité d'humeurs impures qui
produifent par la fuite des douleurs &
des mouvemens fébriles.

C ij

J'ai dit plus haut, en parlant de la Goutte nommée acquife, au fujet des perfonnes fobres, & qui n'étoient point nées de parens Goutteux, qu'ils en étoient redevables à la qualité des humeurs qu'ils avoient apportées en naiffant, & conféquemment que cette maladie eft héréditaire chez les uns, & que d'autres naiffoient avec les difpofitions qui y font requifes : ainfi fans rien confondre, que l'on me faffe la grace de me fuivre.

Je dis qu'il n'eft pas poffible que cette maladie fe manifefte chez quelqu'un qui n'y eft point difpofé par la qualité de fon fang ; & fans me mettre dans le cas de la répétition, j'appelle les expériences à mon fecours ; car dès que l'on fuppofera que la Goutte peut s'acquérir par les excès, fans admettre une difpofition héréditaire, cette maladie feroit ou deviendroit plus commune que les fiévres dans mon pays, & la preuve de mon raifonnement fe tire d'un

(53)

très-petit nombre de Goutteux , fi l'on
fait une comparaifon exacte.

Voyons les fuites d'une tranfpiration
fupprimée , & les avantages de cette
douce évacuation.

Une tranfpiration continuée fait fortir une grande quantité d'impuretés
aqueufes , falines, vaporeufes, & d'un
caractère fort actif; dès qu'elle eft fupprimée , elle peut préparer les humeurs
à la Goutte.

Voici les fentimens de divers Auteurs fur la perfpiration. La perfpiration feule eft beaucoup plus abondan-
dante que toutes les évacuations du
corps réunies.

La tranfpiration diminue à propor-
tion de l'âge , & elle eft plus ou moins
faline.

Chez les vieillards , la toux, les
fluxions , les difficultés d'uriner , les
douleurs des reins & des articles , les
vertiges , les apopléxies , les déman-
geaifons , l'infomnie , la foibleffe de la

vûe, les engourdiffemens, les duretés
d'oreilles; tous ces fâcheux fymptômes
reconnoiffent pour caufe la diminution
& l'affoibliffement de la tranfpiration.
Pendant le froid, la peau eft plus refferrée, & la matière de la perfpiration
devient plus craffe, & reflue dans l'intérieur.

Une vie oifive rend les corps pefans
& mal aifés, le mouvement fépare les
impuretés par la perfpiration : un trop
grand repos eft donc la pefte du corps.
L'exercice rend les corps plus légers,
& toutes les parties, particulièrement
les mufcles & les ligamens qui fe débarraffent des matières excrémenteufes
par le mouvement qui les prépare à une
exhalaifon, ce qui rend les efprits plus
déliés.

Les fignes d'une tranfpiration dimi-
nuée font le trop d'embonpoint, & la
pefanteur du corps.

Le coït immodéré procure chez plufieurs la diminution de la quatriéme

partie de la tranfpiration.

La tranfpiration eft plus confidérable cinq ou fix heures après le repas que
quand on le finit.

Ceux qui boivent beaucoup s'affoi-
bliffent, & tranfpirent peu ; & s'ils boivent de l'eau pure à jeun, ils en font in-
commodés.

Une copieufe boiffon d'eau empêche
la tranfpiration.

S'il s'eft formé un amas de mauvais
fucs pendant l'hyver, ces humeurs fe
fermentent, s'agitent & fe putréfient
au printems, d'où naiffent différentes
maladies.

Les corps font moins pefans en été
que pendant l'hyver.

Quoique les humeurs des Goutteux
foient très-groffières, elles ne s'exha-
lent qu'en forme de vapeurs.

Ceux qui tranfpirent beaucoup ont
rarement befoin d'être faignés & pur-
gés, ce que l'on obferve chez les enfans.

C iv

Les femmes ne font point goütteu-
fes pendant le cours réglé du flux menftruel.

Dans tout flux particulier , & les
jours que l'on fe purge , la tranfpiration diminue , parce que tout fe porte
à l'intérieur , & ainfi le relâchement du
ventre occafionne le refferrement de la
peau.

La fueur n'eft point ce que l'on nomme tranfpiration ; mais l'on entend par-
là une vapeur douce & invifible , telle
que celle qui fe fait en hyver , & qui
va jufqu'à cinquante onces par jour ,
fuivant les différens fujets.

Les maladies font plus dangereufes
en été qu'en hyver , non point par rapport à l'ufage de différens fruits , mais
par rapport à la tranfpiration , qui ,
étant plus abondante dans cette faifon,
& particulièrement pendant le jour , fe
fupprime fouvent tout-à-coup par la fraî-
cheur de la nuit.

Le moindre froid que l'on effuye

dans la nuit en dormant , fupprime la tranfpiration, & difpofe les humeurs à la putréfaction.

Ces différens fentimens fur la tranfpiration font d'Hippocrate, Galien , Sydenham , Default , Sanctorius , Dodart, &c. Ils établiffent combien il eft dangereux de la fupprimer , & de quel avantage il eft de la procurer , pourvû que l'on ne confonde pas l'infenfible tranfpiration avec des fueurs abondantes.

Je m'attache ici à Sydenham & à ceux qui ont travaillé fur les ouvrages de ce grand Médecin ; il dit que l'indication qui fe préfente naturellement, eft de ramollir la peau & de la rendre perfpirable.

La nature pendant l'accès de la Goutte , dans la crife qu'elle opère , ne recherche que la perfpiration ; à la fin de chaque petit accès , après une légère tranfpiration, le malade eft foulagé & s'endort.

Toute autre évacuation irrite la Goutte, & l'effarouche, telles que saignées, émétiques, purgatifs, sudorifiques, &c. toutes les préparations chymiques y sont contraires.

Dans les fiévres intermittentes, si à la fin des accès la sueur qui survient est modique, elle soulage infiniment le malade ; mais si la sueur est très-abondante, & va trop loin, au lieu de finir l'accès, la fiévre passe en continue ; de même dans la Goutte, une légère moiteur qui paroît le matin, & se dissipe d'elle-même après chaque petit accès, dont le grand est composé, adoucit & soulage, soit la douleur, soit l'inquiétude de la nuit ; mais cette moiteur naturelle se changeant en sueur abondante, la Goutte devient plus opiniâtre & plus farouche.

Si avant l'attaque de la Goutte pendant que l'humeur est encore confondue dans le sang, l'on procure cette moiteur légère, cette transpiration in-

fenfible que la nature appelle à fon fecours, l'on préviendra infenfiblement
l'accès, & l'on épuifera par la même
évacuation que la nature employe lorfqu'elle en fait la crife, l'humeur qui
l'auroit produit de quelque caractère
que l'on puiffe la fuppofer. Cette ob-
fervation prouve l'utilité de mon fpécifique qui agit par la tranfpiration, &
débarraffe peu-à-peu l'humeur goutteufe
par les urines.

Le chagrin fupprime la tranfpiration,
la tranquillité d'ame la rétablit, cela
peut s'entendre de toutes les violentes
paffions qu'il faut bannir.

L'exercice eft un des plus grands &
des plus puiffans moyens, par lequel
on puiffe maintenir une régle égale &
conftante dans l'œconomie animale ;
il contribue à une circulation exacte &
générale de tous les fluides, les humeurs ont un cours libre par les voies
qui leur font deftinées, & débarraffent

les parties du corps qui feroient incom-
modées de leur féjour.

Cet exercice doit être proportionné
aux forces & au tempérament d'un chacun , & l'on ne doit jamais s'éloigner
de ce principe qu'une tranfpiration générale & continuée fait fortir du corps
une quantité d'impuretés aqueufes falines , &c. & qu'une fueur trop abondante , bien loin d'être utile, prive le fang
de fon véhicule, l'épaiffit, occafionne
des embarras nouveaux , & fait naître
des accès plus terribles que les précédens ; je ne confeille donc ni la chaffe
ni la paume , ni le billard, ni aucun
exercice particulier ; qu'un chacun faffe attention à fon âge , à fes forces, &
à l'état où la Goutte l'a laiffé ; mon fen-
timent eft que l'on doit entretenir le
mouvement de toutes les parties du
corps , ou rétablir peu-à-peu celles qui
en font privées , par un doux exercice ,
tel que la promenade à pied , à cheval ,
ou en caroffe.

Cet Ouvrage, concernant les Goutteux, dont les humeurs ont besoin de beaucoup de ménagement par rapport à leur constitution particulière, je dois leur mettre sous les yeux la nécessité de corriger la qualité d'un sang qui s'aigrit tous les jours par un genre de vie libre; ce que j'établirai par l'histoire de plusieurs qui sont réduits dans l'état le plus affreux ; situation qui peut devenir commune à tous les Goutteux , dès qu'ils feront attention qu'ils ont le même principe dans le sang ; je rapporte donc ici fort à propos les sentimens de M. Malouin, Médecin très-habile. Voici ce qu'il dit sur la qualité de l'air & des alimens.

De l'air.

L'air est la cause de la vie & des maladies ; & notre santé dépend en général plus de l'air que de toute autre chose.

L'air n'est pas seulement nécessaire

notre vie pour la refpiration , il peut
auffi beaucoup fur notre fanté par les
différens dégrés de chaleur , de froid ,
d'humidité , & de féchereffe , dont il
eft fufceptible ; nous fommes effentiel-
lement affectés des changemens qui ar-
rivent à fa pefanteur & à fon ref-
fort.

Il eft fort mauvais pour la fanté de
refpirer un air chargé de la tranfpiration de plufieurs perfonnes , où qui s'eft
enfermé dans un lieu mal propre.

L'air de la campagne eft différent de
celui de la ville; on digère mieux en
campagne qu'en ville , & l'on a meilleur appétit.

Dès que les différentes qualités de
l'air ne font pas proportionnées entre
elles , ou qu'elles ne font pas ce qu'elles
doivent être dans chaque faifon , les
corps en font plus ou moins affectés ,
& elles caufent fouvent des maladies.

Les différentes qualités de l'air pro-

duifent des effets relatifs à chaque tempérament, un air groffier & épais eft
favorable à quelques-uns, & d'autres
ont befoin d'un air vif. Un air maréca-
geux eft toujours contraire.

De l'eau.

L'eau eft l'agent univerfel, non-feulement de la nutrition & de l'accroiffement, mais encore de la génération
des corps. Elle a différentes qualités,
fuivant les différentes terres qu'elle
traverfe, diffolvant & emportant les
fels des terres par lefquelles elle paffe,
dont elle prend les qualités.

Les bonnes eaux font celles qui font
claires, légères, & ont peu de terre,
& rien de métallique ni d'étranger.

Les vers qui s'engendrent dans le
corps humain viennent le plus fouvent
de l'eau, où font communément les
œufs de ces animaux. Les enfans y font

plus fujets, parce que la chaleur & la douce humidité de leurs entrailles font plus propres à les faire éclore que les perfonnes d'un certain âge qui ont les humeurs plus âcres.

Toutes les eaux légères ne font pas bonnes, telles font celles de marais, & celles de fumier, l'eau tiéde relâche les fibres trop tendues.

Ce que j'ai dit de l'air & de l'eau me paroît fuffifant pour en diftinguer les qualités, & en faire un choix utile; examinons à préfent la différence des avantages que procurent les alimens tirés des végétaux fur ceux que fourniffent les animaux.

Des animaux.

L'on retire un très-grand nombre de remédes & d'excellentes nourritures de différentes efpéces d'animaux & de vé-gétaux.

Les animaux en général font plus

ſujets à la corruption que ne le ſont
les végétaux , tout y eſt plus en mouvement que dans les végétaux ; les principes des animaux ſont moins fixes &
plus volatiles que ceux qui compoſent
les végétaux ; les animaux qui vivent
d'autres animaux ont naturellement
les principes plus exaltés que ceux qui
vivent de végétaux.

Toute liqueur animale miſe ſur le
feu , ſe gonfle , & monte comme fait
le lait , ce qui prouve ſon principe hui-
leux.

Il y a dans les animaux plus ou
moins de ſalure , & elle diffère dans
les différentes eſpéces des animaux ;
tout tend chez eux à la volatilité , ſoit
acides ou alkalis ; la ſalure dans la plûpart des animaux , eſt de la nature du
ſel ammoniac ou de celle du nitre.

Les animaux ont différentes propriétés , pris pour alimens & pour médicamens ; comme les principes dont ils
ſont compoſés diffèrent ſelon leur âge ,

&c. les jeunes animaux ayant les chairs plus tendres, font en général d'une digeſtion plus facile ; & leurs principes étant moins exaltés, ils fourniſſent des alimens qui ne ſe corrompent pas auſſi facilement que ceux que fourniſſent les vieux animaux ; c'eſt pourquoi le poulet eſt plus ſain & plus facile à digérer que la poule.

La chair des animaux qui ſe nourriſſent d'autres animaux eſt un aliment moins ſain que ceux qui vivent de végétaux, comme la caille qui vit de végétaux eſt plus ſaine que la bécaſſe qui vit d'animaux.

Les viandes noires ſont moins ſaines que les viandes blanches, le liévre n'eſt pas ſi ſain que le lapin.

Dans les différens animaux d'une eſpéce, il y a différence dans la nourriture ; le veau rafraîchit, calme, eſt de difficile digeſtion pour certaines perſonnes, & lâche le ventre ; le mouton au contraire échauffe, agite, eſt de facile digeſtion , & reſſerre en général.

Les différentes parties des mêmes animaux donnent des alimens qui ont des propriétés différentes ; les poumons ſont un aliment différent de la chair , & la chair a des qualités différentes de celles des extrémités des animaux qui donnent une eſpéce de gelée qui adoucit les âcres.

La différente cuiſſon apporte encore de grandes différences dans les alimens par rapport à leurs qualités , on en a un exemple dans les œufs ; un œuf crud eſt laxatif, rafraîchiſſant , & peu nourriſſant ; lorſqu'il eſt cuit , il devient nourriſſant , s'il eſt plus cuit , il reſſerre & échauffe ; ces choſes qui ſont d'un uſage commun , mériteroientp lus d'attention qu'on n'en fait.

Des végétaux.

Les végétaux ſont plus utiles à l'homme que les minéraux , & les animaux même , puisqu'ils fourniſſent le plus de médicamens & d'alimens. Ils ſe ſentent de la nature de la terre qui les a produits.

Les végétaux ont leurs principes moins peſans & moins liés enſemble que les minéraux , c'eſt pourquoi les végétaux ſont plus diſſolubles dans les corps animés , & peuvent s'y changer plus aiſément en nourriture ou ſervir de médicamens, que ne le peuvent faire les minéraux , & au contraire , les principes des animaux ſont plus légers , & plus ſujets à la corruption que ceux des végétaux qui tiennent le milieu entre les animaux & les minéraux.

La connoiſſance des plantes uſuelles eſt néceſſaire pour la guériſon des maladies.

Les alimens tirés des végétaux ſont plus ſains que ceux que fourniſſent les animaux ; la viande & le poiſſon ſe corrompent plus que le pain ; ceux qui mangent beaucoup de viandes , ſentent ordinairement plus mauvais que ceux qui vivent de végétaux.

Le grand usage de la viande contribue beaucoup à la corruption ; ceux qui vivent d'alimens farineux & d'herbages font plus forts , & vivent plus long-tems , ce qui s'observe dans les campagnes , chez les Ecossois , chez les Turcs, dans les Indes , chez les Tartares , &c. qui font plus forts , plus robustes , & deviennent fort vieux.

Les parties des végétaux qui fournissent le plus d'alimens , font les grains , les fruits , les herbes , & les racines.

Parmi les grains font les farineux , tels que froment , fegle , orge , ris , avoine , lentilles , millet , &c.

Parmi les herbes & les plantes , je conseille l'usage de celles qui nous font connues , & qui font très-faines , telles font , la chicorée , le cresson , le cerfeuil , les oignons , la pinprenelle , les poireaux , la poirée , la laitue , les épinars , l'ozeille , la bourache , la buglof-

fe , la fumeterre , le céleri , cercifix ,
la fcorfonére , le chien-dent, les herbes balfamiques, les panais , les afper-
ges, les pois , les courges, les aricots,
les artichaux , les cardes , le raifort , le
pourpier , l'aubergine , & autres plantes qui ont de très-bonnes qualités , &
dont les noms varient dans les différens
climats.

Parmi les animaux ; les écreviffes &
les grenouilles donnent une nourriture
fort légère.

Les fruits ont des qualités rafraî-
chiffantes & laxatives , il faut en fça-
voir faire le choix. Les meilleurs pour
la fanté font la cerife , la fraife affai-
fonnée, la figue , le raifin, les amandes , les poires; les fruits d'hyver font
fort fains , étant cuits & fucrés : l'on
doit faire peu d'ufage des fruits grave-
leux , des melons , pêches & prunes.

Le goût des viandes affaifonnées ,
des vins & des liqueurs , l'emporte fur
les réflexions que l'on pourroit faire de

l'utilité des végétaux qui font moins agréables, & fur le choix d'une efpéce de vin de bonne qualité, dont l'on peut ufer modérément & bien trempé; je dois cependant prévenir ceux qui font attaqués de la Goutte, qu'ils ne peuvent être trop circonfpects dans le choix de leurs alimens, fans interdire l'ufage des viandes & du vin; ils doivent s'attacher à la qualité, & l'affaifonnement le plus falutaire eft bouilli, rôti & le poiffon frit.

Des minéraux.

Les minéraux ont des qualités plus ou moins actives & corrofives, & toutes les préparations chymiques n'enlevent point le principe. Ils fourniffent de très-grands remédes, mais il faut être très-prudent dans leur adminiftration, & ils conviennent peu aux Goutteux.

Tous les Chymiftes s'accordent à dire que les métaux sont composés de souffre & de vif-argent, parce que tous les deux se trouvent dans les mines joignant les métaux, & que d'ailleurs les métaux se résolvent en l'un & l'autre principe.

Le souffre est une graisse endurcie dans les entrailles de la terre par la chaleur céleste ; quand il n'a point passé par le feu, on le nomme souffre vif. Il vaut mieux que celui qui est artificiellement cuit au feu, il est de substance ténue, aërée, capable du feu, pourvu de faculté détersive, attirante & digérante, & d'odeur forte & désagréable, de température chaude & séche ; il y en a de couleur jaune, rousse, grise & rougeâtre.

Le vif-argent est une eau visqueuse, assemblée avec une terre blanche très pure ; celui-là est comme germe paternel, & celui-ci comme semence maternelle des métaux qui se forment dans la matrice de la terre.

Il y a six métaux, l'or, l'argent,
le cuivre, le fer, le plomb & l'é-
tain.

L'or est le plus parfait de tous les
métaux, engendré de soufre rouge,
très-pur & très-subtil, & de mercure
très-pur, rouge, & non brûlant.

Le métal qui suit l'or en bonté, est
l'argent, procréé de vif-argent pur &
de soufre luisant & blanchâtre.

Le cuivre est un métal engendré de
soufre rouge & épais, & de vif-argent
le moins épuré; le fin cuivre est rouge,
& s'appelle rosette; les Latins l'appel-
lent *cuprum quasi Cyprium*, parce qu'il
a été trouvé en l'Isle de Chypre.

Le fer est un métal engendré de vif-
argent le plus impur, mêlé avec soufre
épais, crasseux & brûlant; le naturel se
trouve aux mines en grains & en mas-
se; on le fond aux forges, & on le met
en forme de barres, plaques & la-
mes.

L'acier, dit des Grecs, *Chalibs*, est

un fer , qui de fa nature eft très-dur , ou qui a été endurci par artifice.

Le plomb eft un métal livide , participant de bien peu de blancheur , engendré de vif-argent craffeux & limoneux & de foufre impur.

L'étain eft un métal compofé en fa fuperficie , de vif-argent blanc, & au-dedans, de vif-argent rouge & de foufre. La mixtion de plomb & d'étain s'appelle biffemur.

Je ne parle point des autres minéraux, comme l'antimoine qui fournit de grands remèdes ; & des fels , comme le nitre qui entre dans un nombre de préparations chymiques ; je dis feulement que toutes ces préparations ont des qualités contraires à la Goutte.

Du lait.

Le lait adoucit infenfiblement les âcres des humeurs ; il les corrige & en même tems les renouvelle , parce qu'il

fournit une nourriture faine pendant
que les vieilles humeurs âcres fe diffi-
pent peu-à-peu par les couloirs du
corps.

Il y a des tempéramens auxquels le
lait eft contraire , tels font les pitui-
teux , ceux qui ont beaucoup d'embonpoint, ou dont les vaiffeaux font naturellement petits ; il eft pernicieux aux
vaporeux , aux mélancoliques , & à
ceux qui n'ont pas les couloirs du bas-
ventre libres , comme ceux qui font obf-
trués ; il ne convient point aux épilep-
tiques , à ceux qui ont des étourdiffe-
mens ; le lait eft incompatible avec la
fiévre , autre que celle de confomp-
tion , fiévre lente & pulmonique.

La meilleure façon de le prendre eft
de le faire bouillir, & d'y délayer un
peu de miel & de fucre, pour en faci-
liter la digeftion.

Ceux chez qui il ne paffe pas bien,
le couperont avec ma ptifane.

L'on ne doit point en faire ufage , fans

s'y être bien préparé ; le lait le plus nourriffant , eft celui de vache ; ceux de brebis & de chévre tiennent le fecond rang , & celui d'âneffe eft le plus féreux & le plus léger. Il convient à la Goutte.

Le petit lait clarifié convient à ceux qui ont les humeurs âcres , échauffées, & dépourvûes de férofités.

Que les Goutteux ne fe perfuadent point que le lait eft un fpécifique dans leurs maux ; s'il procure des foulage- mens à quelques-uns , il eft contraire à plufieurs autres , ce que je prouverai dans l'Hiftoire de mes Goutteux; d'ail- leurs , il ne fuffit pas, pour faire paffer le lait, de s'y préparer & d'obferver le régime dans les alimens, il faut que l'efprit foit tranquille , & ne foit point agité par les paffions de l'ame , comme le chagrin , la colère , la fatigue , la trop grande application , qui tous réu- nis ou féparés , augmentent l'âcreté du fang par la diffipation des efprits ; l'on doit faire attention que le lait, qui a de

fort bonnes qualités , en a de très-per-
nicieuſes , dès qu'il eſt contre - indiqué : ſon uſage n'eſt donc pas indiffé-
rent.

Des vins.

Quoique la Goutte ait été décrite la
maladie des Grands , la façon de vivre,
le luxe & les excès introduits dans tous
les différens états , ont rendu cette maladie très-commune ; je ne conſeille-
rai donc point particuliérement l'uſage
des meilleurs vins de Bourgogne , qui
ont des qualités fort eſtomachales, pourvû que l'on en prenne modérément ;
mais un chacun pourra faire uſage de
ceux qui croiſſent dans ſon pays , ayant
ſoin de choiſir les plus mûrs , les plus
légers , & les moins violens ; ceux qui
habitent les pays où les vins ont le plus
de force , en feront moins d'uſage , &
les tremperont davantage.

Si l'uſage immodéré des vins eſt contraire aux Goutteux , quel effet peuvent-

ils attendre des vins de liqueur , &
particuliérement des liqueurs?

L'on ne peut prefcrire rien de particulier fur l'ufage du vin , par rapport à
la différence des climats & des tempéramens ; mais en général , ceux des
pays chauds en uferont moins que ceux
qui habitent les pays froids ; les vieillards , plus que les jeunes gens , & ceux
qui travaillent beaucoup d'efprit , feront plus modérés que ceux qui font
un grand exercice du corps. Il faut ordinairement le boire avec beaucoup
d'eau.

Les vins de Champagne tranfportés,
occafionnent des accès de Goutte, ce
qu'ils ne font point dans le pays.

Le caffé met le fang en mouvement:
je ne dis rien de particulier fur fon ufage , parce qu'il ne convient pas à tous
également.

L'on eft dans le préjugé qu'il n'y a
point de remède affuré contre la Goutte ; je conviens avec toute la Médeci-

ne , que l'on n'en suppose aucun qui
guérisse radicalement ; mais nier les
vertus de quelques remèdes qui assu-
rent les soulagemens de cette maladie,
parce que l'on ne voit pas comment ils
peuvent agir , est une opinion très-pré-
judiciable en Médecine , & très-con-
traire aux intérêts de la société ; on de-
vroit au contraire être porté à adopter
un remède qui a pour lui l'expérience
& le raisonnement.

L'on ne guérit point de cette maladie,
parce qu'elle est très-difficile , & qu'elle
demanderoit un tems infini ; le malade
est impatient, & veut être guéri promptement ; les Médecins s'attachent
moins au traitement de cette maladie ,
parce qu'ils connoissent l'injustice &
l'ingratitude des malades ; j'en éprouve
tous les jours des effets chez des Particuliers qui exigent de mes remèdes, les
qualités les plus merveilleuses , sans
vouloir s'assujettir à aucune espéce de
régime, préférant les tourmens les plus

inouis à une gêne momentanée ; & le
Public, qui se laisse prévenir, & qui
juge sur les apparences, condamne un
remède qui auroit produit des effets
aussi assurés sur ces malades peu dociles, que sur beaucoup d'autres réduits
depuis plusieurs années sur leur grabat,
& que l'excès de leurs maux a pressé de
se conformer aux avis du Médecin,
dont ils ressentent tous les avantages.

Je viens à la preuve de l'inutilité
des remèdes que l'on a employés jusques à ce jour pour le soulagement de
la Goutte, & de leurs dangereux effets ; je me contenterai de donner quelques copies conformes aux originaux,
pour ne pas grossir cet ouvrage, me paroissant très-inutile d'en citer un plus
grand nombre ; qu'un chacun observe
ce qui lui est propre, & s'attache à la
conformité des exemples. Les faits que
je cite sont très-instructifs, & les Particuliers que je nomme ne seront pas

fâchés de trouver dans le détail de leurs maux, & dans l'explication des différens remèdes qu'ils ont inutilement employés, les moyens de convaincre leurs confrères, & d'empêcher qu'une femblable confiance les réduife au même état.

Si mes remèdes ne peuvent procurer la cure radicale de cette maladie, ils ont l'avantage fur tous ceux que l'on ordonne, de foulager réellement, d'adoucir les humeurs, d'en corriger les qualités, & de ne nuire en aucun cas.

FAITS DE PRATIQUE.

PREMIÈRE LETTRE.

M. Roche, Curé d'Aurce-Néreſtang en Velay. Du 12 Décembre 1757.

LE malade qui confulte eſt âgé de 55 ans. Il eſt d'une famille attaquée de la Goutte, fon pere en eſt mort à

l'âge de 75 ans. Le Confultant n'a reffenti aucune douleur de Goutte jufqu'à l'âge de 36 ans ; mais il étoit très-
fujet aux maux de gorge ; d'ailleurs ,
robufte & d'un bon tempérament, fans
jamais avoir fait d'excès pour le vin ,
ni autres. En 1738 , il reffentit une
grande douleur à la cheville extérieure
du pied gauche ; cette attaque dura environ trois femaines ; quinze mois
après, il eut une feconde attaque aux
deux pieds, & pendant dix ans il a eu
des paroxyfmes, tantôt à la fin de l'automne , tantôt au mois de Janvier; les
pieds & les mains furent fucceffive-
ment attaqués, & la maladie faifoit
toujours de nouveaux progrès , quoique fa façon de vivre fût égale. En
1748 , la Goutte eft devenue plus fé-
rieufe, plus cruelle & plus longue ,
les douleurs fuivirent toutes les articulations. Il a un nodus au petit doigt de
la main droite , il n'a jamais reffenti
de graviers dans la veffie , ni d'ardeurs

d'urine, il a paſſé juſqu'en 1754, ſans faire aucun remède, & les progrès que la maladie faiſoit, le déterminerent alors à conſulter deux habiles Médecins qui lui conſeillerent de prendre le lait de chévre pour ſe préparer aux eaux de Vals. A la fin de Mai 1754, il le prit après s'être fait ſaigner & purger ; mais le lait lui donna une légère attaque de Goutte ; il fallut l'interrompre, & le repurger ; juſques-là il n'avoit eu aucune attaque dans la belle ſaiſon. Le 23 Juillet 1754, il commença à boire les eaux de Vals tranſportées ; & après ſept jours, la Goutte revint aux deux pieds ſucceſſivement ; il ſe repurgea quatre jours après cette attaque ; quinze jours après la Médecine, il lui prit des coliques violentes, on le ſoulagea par des lavemens, & on le repurgea avec une ptiſane Royale & une autre médecine : il commença enſuite l'uſage d'un opiat compoſé par le Frère Joubert, Bénédictin Réformé, Pharmacien à

Notre-Dame d'Ambournay ; & il usa
de cet opiat jusqu'au *6 Janvier* 1755,
ressentant toujours quelques légères
douleurs de colique ; mais ledit jour,
la Goutte le reprit aux pieds & aux
mains, plus forte que jamais ; il cessa
l'usage de l'opiat, & fut pendant trois
mois & demi sur le grabat ; il passa le
reste de l'année toujours bien foible
sur ses jambes, & ressentant toujours
quelques coliques ; la Goutte a ensuite remonté, il a eu de violentes coliques & des vomissemeus, le visage
lui a enflé à deux ou trois reprises ; &
la colique toujours opiniâtre, il s'est
purgé avec le senné, la rhubarbe, & la
manne, dont il a été fort incommodé ;
il s'est repurgé avec la manne dans du
petit lait, qui l'a bien mieux purgé,
& sans mettre les humeurs en mouvement ; il a fait quelques autres remèdes avec aussi peu de succès ; le malade prie M. de Mongerbet de lui dire

ſon avis , ayant en lui une entière confiance , &c.

*Roche, Curé d'Aurce-Néreſtang, près
le Moniſtrol en Velay.*

II. LETTRE.

*M. Garnier, Chanoine de Cernon, près
Corbigny, par Nevers, le 19 Février
1758.*

Je ſuis âgé de 65 ans ; il y a quinze
ans que je ſuis attaqué & tourmenté de
la Goutte au moins deux fois l'année ;
depuis environ trois ans, une éréſipelle
s'eſt miſe de la partie avec la Goutte ;
quelques Médecins m'ont conſeillé la
ſaïgnée, ſur-tout quand la fiévre me
ſurvient ; je m'en trouve aſſez bien
pour le moment, mais mes maux augmentent chaque jour ; je ne peux faire
uſage des purgatifs, ſoit en boiſſons ,
ſoit en bols ; je vomis toujours les li-
quides , & je ne peux avaler les ſoli-

des. J'ai employé toutes sortes de remèdes intérieurs, ainsi que bien des topiques, sans soulagement ; je suis obligé d'avoir recours, dans les grandes
douleurs, à l'opium préparé qui enchan-
te mes douleurs pendant quelques heures
seulement. Je vous prie de m'instruire
des qualités de votre prisane, &c.

Garnier, *Chanoine de Cernon.*

III. LETTRE.

M. Bottier, *Chirurgien de Bourg*, *le 15
Avril 1758.*

La personne pour qui je vous écris
est un jeune homme âgé de 18 ans ; il
se plaint de douleurs extrêmement aiguës dans les articulations, qui commen-
cèrent en 1753, après avoir reçu la
pluie pendant trois jours en allant voir
sa mere. La douleur commença aux
deux pieds que l'on fit d'abord parfu-
mer avec de la poix-résine ; il fut un

peu plus tranquille pendant quelques
jours ; il fut enfuite attaqué de douleurs
générales , ne pouvant fe remuer ni
agir en aucune manière , on l'amena à
Bourg dans l'hyver de 1754 , où il fut
calmé pendant quelques mois ; les douleurs revinrent enfuite fur tout fon
corps ; il fe mit pour lors à l'Hôpital ,
où il eft encore ; on le mit première-
ment aux remèdes généraux , & on le
fit paffer à l'ufage du petit lait , avec
quelques fuccès jufques à l'entrée de
l'automne , & alors il fouffrit avec la
même violence : on lui fit prendre la
ptifane fudorifique avec fort peu de
foulagement , & il paffa une année avec
une alternative de maux exceffifs & de
tranquillité ; l'année fuivante , on lui
fit faire ufage de racines d'ariftoloche
ronde , de gentiane , de feuilles de
germandrée & de petite centaurée qu'il
prit pendant trois mois de fuite , avec
toujours fort peu de foulagement; mais
enfin il ne voit aucun amandement ;

il porte les pieds , tantôt en-dedans ,
tantôt en-dehors. Les douleurs fe font
reſſentir aux bras , aux épaules , aux
genoux , aux pieds , & n'ont aucun
endroit fixe , étant quelquefois particulières , & le plus fouvent générales ,
&c.

Bottier , Chirurgien de Bourg.

IV. LETTRE.

*Pour M. Siſſaud , Profeſſeur en Médecine
à Orange , le 30 Octobre 1758.*

Nous avons ici un Médecin , dont
la trifte fituation intéreſſe infiniment
toute notre Ville ; il eſt âgé de 45 ans ,
il y en a 25 qu'il a reſſenti les premières
attaques de Goutte ; mais elles n'étoient
pas violentes , & duroient peu ; depuis
dix huit ans il en eſt tourmenté de la
façon du monde la plus cruelle ; elle le
retient périodiquement tous les ans ,
cinq ou fix mois dans le lit , avec des
douleurs extraordinaires qui ne lui don-

nent preſque point de relâche ; ordinairement ſa Goutte commence à quelques jointures, ſoit du poignet, ſoit
du coude, ou ailleurs, paſſe enſuite
aux épaules, deſcend aux genoux &
aux pieds, & ne le quitte point qu'elle
n'ait ſucceſſivement parcouru toutes les
parties de ſon corps, & ſouvent trois
ou quatre parties à la fois : ſa Goutte
eſt encore quelquefois accompagnée de
très-violens maux de tête, occaſion-
nés, ſoit par la vivacité des douleurs,
ſoit plus vraiſemblablement par les in-
ſomnies qu'elles lui procurent ; un de
ces maux de tête l'engagea à ſe faire
ſaigner au pied, il ſe trouva plus mal
que jamais ; la cuiſſe & la jambe gauche enflerent conſidérablement, le ventre fut tendu, & l'humeur goutteuſe
ayant paſſé dans l'intérieur, il ſentit des
douleurs d'eſtomac extraordinaires. Il a
employé les amers & les apéritifs, il a
pris le lait de vache, de chévre, d'â-
neſſe, bouilli, coupé, écrémé, & enfin

de toutes les façons, fans aucun fuccès ; auffi n'eft-il porté pour les remèdes, pour lüi ni pour les autres ; il
vous prie cependant de lui donner des
éclairciffemens fur les qualités de votre
ptifane, &c.

*Du Flandray pour M. Siffaud, Pro-
feffeur en Médecine à Orange.*

V. LETTRE

*M. Violleau, Curé de la Fougereufe,
près Angers, le 23 Mars 1759.*

J'ai près de quarante-deux ans, mon
grand-pere & mon pere étoient Goutteux, & mon pere mourut d'une révolution de Goutte. Je fus attaqué dès
l'âge de dix-huit ans d'une anxieté ou
oppreffion habituelle fur la poitrine ;
d'abord on regardoit cela comme une
efpéce d'afthme ; dans les accès violens, on me faignoit du bras, ce qui
me foulageoit un peu pour le moment;

la fuite a fait voir que c'étoit une humeur goutteufe, l'exercice & la tranfpiration m'en délivroient prefque pendant la belle faifon ; je paffai environ dix ans dans cet état ; à cette infirmité près, je me portois affez bien, j'avois de l'embonpoint & un grand air de fanté ; j'ufois beaucoup de thé, de caffé, & fucreries, chofes qui m'étoient très-nuifibles, comme l'expérience me l'a appris depuis. Et j'employois à des études très-férieufes & très fatiguantes, tout le tems que je pouvois ôter à mes devoirs. A l'âge de 17 ans, je devins fujet à des coliques violentes, dont j'eus trois ou quatre accès qui penferent m'emporter ; les lavemens me tirerent d'affaire, & je me trouvai prefque délivré de mon vieux mal ; l'humeur fe jetta dans le ventre. Quelque tems après être délivré de mes coliques, je commençai à fentir quelques attaques de Goutte aux pieds, les accès devinrent plus forts, & j'étois

fujet à des fueurs très-abondantes , particuliérement pendant mon fommeil.
Il y avoit deux ans que je n'avois eu la
Goutte , lorſque dans le Carême de
1757 , je tombai dans une langueur &
un mal-aiſe que je ne ſçaurois définir ,
dégoût , foibleſſe , & enfin le dénoue-
ment fut une eſpéce de ſyncope apo-
plectique ; je tombai de ma hauteur ,
fans connoiſſance ; l'on m'approcha
quelque liqueur ſpiritueuſe , & je re-
vins fur le champ. Je fus faigné deux
fois au bras , le tartre émétique & le
purgatif furent prefcrits ; je fus mieux
pendant quelque tems. J'eus un accès
de Goutte qui paſſa bruſquement dans
huit jours ; je fus enfuite attaqué d'une
anxiété ou contraction à l'eſtomac , accompagnée de friſſons , inquiétudes ,
vapeurs , intermittence du pouls , mouvemens convulfifs ; je me fis faigner
& purger avec une médecine ordinaire ; ne trouvant point de foulagement ,
je pris le tartre émétique ; ce traitement

irrégulier ne fit qu'augmenter l'éréthif-
me de l'eftomac, & de tous les folides, fur-tout du genre nerveux ; depuis
ce tems-là, je fuis toujours tourmenté
de douleurs d'oppreffions à la poitrine,
à l'eftomac, au bas-ventre, maux de
tête, menaces d'apopléxie, &c. Le 7
Février 1758, j'eus un accès fi violent,
qu'on me regarda comme mort, c'é-
toient les plus vives douleurs à la poitrine, à l'eftomac, & au ventre : la dif-
ficulté de refpirer, la fuffocation & le
ferrement de cœur étoient fi grands ,
que je ne puis comprendre comment je
n'y fuccombai pas ; on me faigna deux
fois au bras ; le lendemain je fus foulagé : deux jours après tout le mal me
monta à la tête, & me remit dans le
même danger qui me dura cinq jours ;
il me furvint des fueurs qui me fou-
lagerent. Enfin, j'ai employé, pendant ces différens accès, les faignées ,
purgatifs, émétiques, les ptifanes, les
eaux de Vichy, les cautères, les véfi-

catoires, &c. & tout cela sans aucun
succès ; je peux même dire que ces différens remédes ont aigri mon mal, &
m'ont laissé dans la situation la plus
cruelle & la plus triste.

Violleau, Curé de la Fougereuse, à pré-
sent à Angers.

VI. LETTRE.

Le Vicaire d'Argentan en Normandie,
le 18 Janvier 1760.

Il y a quelques trente ans & plus que
je suis dans les fers de la Goutte, & il
y a environ douze ans que je suis dans
une situation fort triste d'un remède que
l'on me fit dans ce tems : je fus attaqué
de la Goutte aux Fêtes de la Pentecôte,
& ayant senti un point de côté avec des
crachats mêlés d'un peu de sang, on
m'appliqua sur le côté un cataplasme fait
avec la verveine, le blanc d'œuf & du
levain, qui, la premiere nuit, tira un

peu d'eau rouge ; mais ayant été renou-
vellé, la serviette qui étoit en quatre, fut
la seconde nuit comme trempée dans le
sang, aussi-bien que ma chemise, draps
& matelats, & par-là je me trouvai
guéri du mal de côté, & totalement de
la Goutte : je fus bien surpris au bout
de huit jours de me voir enflé, ce qui
augmenta au point que je ne pus vêtir
mes habits ; je fis venir alors le Médecin qui me traita comme attaqué d'une
hydropisie de poitrine , & me donna
les remédes en conséquence; je vous
dirai que les eaux manquerent la nuit
de m'étouffer deux fois, ce qui m'o-
bligea à passer pendant deux mois les
nuits dans un fauteil : voyant que je
n'avançois pas en guérison, j'écrivis à
un Médecin, mon camarade d'étude ,
qui raisonna différemment, & attribua
cette révolution à une humeur de Goutte, dérangée par le cataplasme ; nouveaux remédes , pendant lesquels la
Goutte se fit sentir très-violemment ,

ce qui diminua le volume des eaux qui
tomberent fur les pieds, & je n'avois
plus les jambes enflées que les foirs ;
mais depuis ce tems de douze ans, je
n'ai point de force dans les jambes, les
cou-de-deux-pieds, roides, ne peuvent
marcher que très-diffilement à l'aide
d'un bâton ; d'ailleurs, je ne peux plier
les doigrs des mains par le milieu ; infirmité qui m'a fait quitter le miniftè-
re où j'étois occupé en qualité de Vicaire, &c.

Le Vicaire d'Argentan en Normandie.

VII. LETTRE.

*M. le Chevalier de Clary, Lieutenant de
Meffieurs les Maréchaux de France,
pour la Nobleffe, à Provins. Avril
1760.*

Ma Goutte eft inflammatoire, an-
ciennement elle ne me prenoit qu'aux
pieds, & enfuite aux genoux, & depuis
trois

trois ans., elle fe porte par fois dans la
poitrine , & me caufe des maux de tête
violens. Je l'ai eue à l'âge de vingt-deux
ans , mais il n'y a que depuis quelques
années qu'elle m'attaque fouvent & devient plus forte , me faifant garder le lit
ou le fauteuil quatre mois de fuite ; j'ai
quarante-huit ans, & j'en ai paffé vingt-
cinq au fervice. Je fuis d'un bon tempérament , quoiqu'un peu échauffé , &
je fupporte mes maux fort impatiem-
ment; on m'avoit fait prendre les amers
il y a quelques années , qui me firent du
mal au lieu du bien que l'on en atten-
doit , & qui m'ont caufé des vents en
abondance ; ils fe font fentir , fur-tout
quand la Goutte commence à me prendre. Les purgatifs mettent l'humeur en
mouvement, & les plus doux font les
feuls qui me conviennent, &c.

De Clary, Chevalier de S. Louis, Lieu-
tenant de Meffieurs les Maréchaux de
our la Nobleffe.

E.

VIII. LETTRE,

M. Molée , Bourgeois de Dijon , le 25 Mai 1760,

Le malade est âgé de 47 ans , attaqué d'un rhumatisme goutteux depuis huit ans , pour lequel il a eu la facilité de faire tous les remédes que l'on lui indiquoit ; cela n'empêchoit pas que le mal n'augmentât de jour à autre; car dans le principe , cela commença sous le pied droit du côté du petit orteil , ensuite cela gagna les deux pieds , les deux genoux , l'épaule droite , la main gauche , & le col ; ce qui lui laiſſoit une peine infinie à pouvoir marcher : ennuyé d'une si triste situation , on lui conſeilla d'aller prendre les eaux de Plombiére , ce qu'il a malheureuſement fait il y a deux ans ; pendant l'eſpace de quatorze jours qu'il en but sept à huit verres , & juſqu'à douze par jour, il alla aux étuves , reçût les douches, ce

qui enflamma beaucoup les parties at-
taquées , notamment les pieds & les
genoux qui enflerent extraordinaire-
ment, ce qui l'obligea de tenir le lit.
Il ne fentit que le col de foulagé : depuis ce tems , s'étant fait tranfporter
dans fa Patrie avec beaucoup de peine,
on lui ordonna de prendre le lait , ce
qu'il a exécuté fans fuccès ; & comme
il étoit violemment tourmenté, on lui
donna une teinture d'olivette pour le
calmer , ce qu'il eft obligé de continuer, fans quoi il eft plus tourmenté qu'à
l'ordinaire. Ces eaux l'ont réduit à tenir
le lit, ayant les pieds, les genoux, & les
mains tendus & pleins de nodus ; en-
forte qu'il ne peut fe remuer & faire
aucun exercice de fes membres ; toujours couché fur fon dos , on ne peut
le lever qu'à l'aide de fix perfonnes ,
& avec des alaifes ; toutes les parties de
fon corps font defféchées , il eft prefque continuellement en fueur , &c.

Molée , Bourgeois de Dijon.

E ij

IX. LETTRE.

M. Henry Hault , Imprimeur de la Ré-
publique de Fribourg en Suiſſe ,
en Mai 1758.

Je ne peux préciſément vous rappeller l'époque de mes maux. La Goutte
m'a pris avant l'âge de trente ans , &
les premiers accès ont été aſſez ſim-
ples , & ſe ſuccédoient tous les ans ,
& quelquefois plus tard ; je ſuis actuellement retenu dans le lit ou dans
la chambre , depuis douze ans conſé-
cutifs ; la Goutte ayant parcouru ſucceſſivement toutes les articulations , a
réflué dans l'intérieur , & n'a épargné
aucun viſcère , la tête, le col, la poitrine , l'eſtomac , le bas-ventre , les
reins , & enfin m'a mis dans un état
difficile à exprimer; je peux vous aſ-
ſurer que perſonne n'en a jamais été
martyriſé comme je le ſuis ; apoplé-

xie, paralyfie, efquinancie, inflammation de poitrine, coliques d'eftomac & des inteftins, ardeurs & rétentions d'urines, &c. tous ces fâcheux accidens fe font faits reffentir, & augmentent par les effets des remédes que j'ai employés. J'ai eu recours aux faignées, vomitifs, purgatifs, fudorifiques, amers, & enfin à tous les remédes que l'on m'a confeillés, fans en recevoir aucun avantage, me trouvant actuellement plus tourmenté que jamais, &c.

Henry Hault, Imprimeur de la République de Fribourg.

X. LETTRE.

M. de Malliard de Romon, Ancien Bailli de Farvagny, à Fribourg en Suiffe, en 1758.

L'inutilité d'un nombre de remédes que j'ai pris pour le foulagement de ma Goutte m'avoit décidé de n'en faire jamais plus d'ufage. Je vous dirai feulement que tous mes accès actuels font très-violens, ils fe portent à l'eftomac, & me font appréhender pour mes jours. Un Médecin d'Annecy m'ayant promis un foulagement marqué dans l'effet de fes remédes, je lui offris, en cas de réuffite, un fecret contre l'épilepfie, que me donna un Chirurgien-Major étant au fervice d'Efpagne, & dont j'ai vû les fuccès les plus marqués. Je vous en rendrai le maître, fi votre ptifane change ma fituation. Je me décide à la prendre, malgré les inftances de ma famille, étant perfuadé que vous ne l'annonceriez pas, fi elle avoit quelque chofe de dangereux, &c.

De Malliard de Romon.

XI. LETTRE.

M. Bécoftés, Médecin à Mercé, près Beauvais, en Mai 1758.

La réputation de vos remédes me fait efpérer d'y trouver un foulagement que n'a pû me procurer un nombre de remédes, tels que ceux que l'on ordonne généralement aux Goutteux. Je fuis âgé de 60 ans, & mes accès font plus fréquens & plus vifs depuis quelques années ; je fuis prefque privé du mouvement de mes pieds, & marche fort difficilement à l'aide d'une canne, &c.

Bécoftés, Médecin.

E iv

XII. LETTRE.

Le R. P. Gabriel de Bourg en Breſſe,
en Avril 1759.

Le dernier accès de Goutte que j'ai
eſſuyé a été fort long & fort vif ; il m'a
laiſſé une ſi grande foibleſſe aux pieds,
que j'ai bien de la peine à marcher ; &
quand il ſe rencontre quelques petits
cailloux, ou quelques corps durs & un
peu élévés , j'en ſouffre conſidérablement ; pendant mes différens accès, j'ai
employé les remédes généraux, tels que
l'on eſt dans l'uſage de les propoſer pour
cette maladie ; je n'en ai reſſenti aucun
bon effet ; je peux même m'en plain-
dre , puiſque je ſuis plus mal à préſent
que précédemment. J'ai confiance en
vous , &c.

Le R. P. Gabriel de Bourg en Breſſe.

XIII. LETTRE.

*Le R. P. Fidèle de Meximieux de Bourg
en Bresse , en Septembre 1757.*

Je suis âgé de 52 ans , & la Goutte
a commencé de me visiter il y a dix-
huit ans. Mes premiers accès ont été
assez simples & naturels, & j'avois des
intervalles d'un an , & même de dix-
huit mois. Dans les commencemens ,
l'on me saignoit & me purgeoit. Mais
depuis quatre ans , mon dernier accès
m'a totalement estropié ; j'ai les pieds
enflés , & l'un est ouvert , jettant une
abondance d'humeurs , mes genoux
pliés sont sans mouvement , & je suis
troussé & replié dans mon lit ; il y a
six mois que j'eus une violente fiévre
dans l'accès. L'on me fit plusieurs saignées , l'on me donna les vomitifs ,
purgatifs, beaucoup de remédes particuliers, tels que les diaphorétiques, ab-

E v

forbans, apéritifs, tous les calmans, &
cela ne me fit aucun bien; depuis ce tems,
je fuis très-maigre & defféché, n'ayant
aucun appétit, prenant même du bouillon avec peine. Je fuis privé du fommeil, & je fouffre beaucoup, &c.

*Le R. P. Fidèle de Meximieux de Bourg
en Breffe.*

Quoique je ne cherche point à établir ma réputation par des Certificats
qui paroiffent quelquefois mendiés, &
qui annoncent de la préfomption, je
ne peux cependant me difpenfer de
citer ceux qui font les plus authentiques,
& les plus utiles à la fociété, qui en
peut tirer avantage. J'ai reçu beaucoup
de Lettres, & les Particuliers qui me
confultoient s'arrêtant au préjugé, les
uns demeuroient dans le filence; d'autres
commençoient le reméde, & le quit-
toient peu de jours après. Quelques autres le continuoient, n'obfervant au-

cun régime , & vivant dans les plaifirs.
Et quelques-uns enfin plus dociles faifoient honneur au reméde dont ils font
très-fatisfaits. Je n'en citerai que quelques exemples.

PREMIÉRE LETTRE
JUSTIFICATIVE.

J'AI fait un ufage de votre ptifane ,
conformément à votre ordonnance. Je
m'en trouve à merveille , mes douleurs
font diffipées , je dors bien , & ai de
l'appétit , je marche dans ma chambre ; j'ai eu un accès de Goutte il y a
quelques jours ; je tremblois à fon ap-
proché , mais il a été fort léger , & j'en
ai été quitte pour la peur , ne m'ayant
alité que trois ou quatre jours , &c.

*Henry Hault , Imprimeur de Fribourg
en Suiffe.*

II. LETTRE.

Je vous tiendrai ma promeſſe ; &
dès que je retournerai dans ma Terre
de Romon, je vous enverrai mon ſe-
cret contre l'épilepſie ; je me trouve
fort bien de l'uſage de votre ptiſane ;
je vous prie de m'en renvoyer. Long-
tems après l'avoir finie, j'ai eſſuyé un
accès de Goutte ; il a été bien plus
doux & plus court que les précédens ;
il ne s'eſt point fait reſſentir à l'eſtomac qui étoit devenu ſon ſiége ordinaire ; j'en ſuis fort content, &c.

De Malliard de Romon.

III. LETTRE.

J'ai pris votre ptiſane auſſi réguliè-
rement que vous le conſeillez ; j'ai pris
de l'appétit, & n'en ai point été incommodé ; les effets m'ont prouvé qu'elle
agit par la tranſpiration, & facilite l'é-

vacuation des urines. J'ai eu un accès
de Goutte un mois après cet usage ;
il n'a pas été comparable à ceux qui me
tourmentoient réguliérement en Septembre ; ma santé est meilleure que
celle dont je jouissois depuis long-tems;
le mouvement de mes pieds est devenu plus libre. Je n'oublierai rien
pour vous procurer la confiance, &c.

*Bécostés , Médecin à Mercé, près Beau-
vais.*

IV. LETTRE.

Quelques jours après l'usage de votre
ptisane , & un doux purgatif , j'ai
commencé à m'appercevoir que le pied
qui m'incommodoit le plus étoit déga-
gé , j'ai continué pendant trois mois ;
& mes forces augmentant chaque jour ,
je marche facilement à présent, & ne
ressens plus de douleurs. J'ai eu un accès de Goutte , étant à Nantua en Bu-
gey , où je prêchois le Carême , ce qui

m'inquiéta beaucoup ; je me trouvai trois prifes de votre Poudre , dont je fis trois bouteilles de votre ptifane ; elle agit fi efficacement , que j'en fus délivré en quatre jours , & continuai ma miffion , ce qui eft connu du Public , & particuliérement de Meffieurs les Bénédictins de Nantua.

Le R. P. Gabriel de Bourg en Breffe.

V. LETTRE.

Je commençai votre ptifane le 8 Septembre , le quinziéme du même mois , je repris l'appétit & le fommeil; le vingt-cinq de ce mois, mes genoux fe déplierent , & je marchai dans ma chambre à l'aide de mes bâtons. Le quatre du même mois d'Octobre fuivant , je defcendis au Réfectoire , & dans le courant du même mois, j'ai célébre la fainte Meffe, au grand éton-

nement de toute la Ville ; ma santé &
mes forces ont toujours augmenté, j'ai
eu deux accès de Goutte en 1758 &
en 1759, qui ne m'ont point fait souf-
frir, & n'ont pas été longs ; vous avez
été témoin de celui de 1760 que je
m'étois procuré, en me fatiguant au
confessionnal : votre ptisane en fut le
spécifique, je me trouve fort bien,
&c.

Le R. P. Fidèle de Meximieux de
Bourg en Bresse.

CERTIFICAT DE LYON.

Le nommé Blanc de la petite Sainte-
Foy, près Lyon, âgé de dix-neuf ans,
& perclus d'un rhumatisme goutteux
depuis trois ans, fut conduit à l'Hôpital de Lyon, où on lui ordonna bien
des saignées ; il fut émétisé & purgé ;
l'on employa différens appéritifs, &
autres remédes fort inutilement ; comme il avoit les genoux & les jambes

extrêmement enflés, on lui fit des sca-
rifications à un genou, & on y appliqua des emplâtres. Ce traitement,
qui dura près de deux ans, étant infructueux, il fut renvoyé dans sa chaumière. Mademoiselle du Roset, nati-
ve de Paris, & qui demeure à ladite
Sainte-Foy, extrêmement charitable,
touchée de la misère de ce jeune homme réduit dans sa chaumière, sur un
peu de paille, lui procura tous les se-
cours nécessaires pour faire usage de
ma ptisane avec fruit ; un mois après
ledit usage, il quitta la maison, &
alla dans le Village, étant appuyé sur
des bâtons, ne ressentit plus de douleurs, étant précédemment perclus
dans son lit.

Blanc de Sainte-Foy de Lyon.

VI. LETTRE.

J'étois attaqué d'un Rhumatifme goutteux univerfel, depuis douze années, n'ayant que la tête de libre ; j'ai employé tous les différens remédes méthodiques, & ai même fait quelque ufage de ceux des empyriques , fans aucun fuccès. Les eaux de Bourbon & les douches que l'on m'avoit confeillé, m'occafionnerent les mouvemens convulfifs les plus violens. L'on employa enfuite les cornets , & l'on me tira, par ce moyen, plus de douze livres de fang , ce qui me réduifit dans un état affreux ; de retour à Paris, mon mal continuant avec la même violence, fans me donner de repos, j'ai eu recours à la ptifane de M. *Chavy de Mongerbet*, Médecin , que j'ai continué exactement quelques mois, en obfervant un régime fimple & ufité ; j'en ai reçu des foulagemens

marqués de jour en jour, & aujour-
d'hui je ne reſſens aucune douleur ,
marchant comme dans ma premiere
ſanté, & me porte très-bien. A Pat.s,
ce 30 Octobre 1760.

*Borel Rogard à l'Hôtel de Narbonne,
rue Thérèſe.*

VII. LETTRE.

J'étois attaqué de la Goutte depuis
pluſieurs années , & particuliérement
depuis dix-huit mois qu'elle ſe por-
toit à la poitrine & à l'eſtomac, ſucceſſivement, ſans me donner de repos;
je tombai même deux fois ſans connoiſſance , des accès à l'eſtomac, qui
m'avoient pris en quittant le ſiége du
carroſſe de Monſeigneur le Dauphin.
La Médecine ayant employé inutilement les ſaignées , purgations & différens adouciſſans, j'ai fait uſage quelque tems de la ptiſane de M. *Chavy*

de Mongerbet, qui m'a rendu ſa ſanté ;
je ne reſſens aucune douleur, & je
ſuis de mieux en mieux chaque jour.
A Verſailles, le 2 Novembre 1760.

Poulain, Cocher du Roi.

Le Sieur Poulain ayant fait uſage
de ma ptiſane balſamique de l'avis
de M. Coulom, Docteur - Régent,
ſe purgea ſans ſon avis, & en mon
abſence, ce qui lui porta ſur le champ
la Goutte dans les premières voies,
& fut bien-tôt rétabli par deux ſaignées
de pied que lui ordonna M. Coulom,
lui conſeillant de continuer la ptiſane.

VIII. LETTRE.

J'avois un accès de Goutte aux épaules, aux coudes, & aux poignets,
& j'étois cloué dans mon lit ; mon
Chirurgien m'ordonnoit des ptiſanes
& des cataplaſmes de mie de pain &

de lait. Dans cette situation, je pris quelques bouteilles de la ptifane de M. *Chavy de Mongerbet*, qui me procurerent bien-tôt le fommeil & la tranquillité ; le huitiéme jour j'ai été en état de fortir. A Séve , près Paris, ce 20 Octobre 1760.

Le Gris.

IX. LETTRE.

La Goutte avoit commencé de fe faire reffentir chez moi , dès l'âge de trente ans , & les accès avoient été très-vifs & très-fréquens. Le dernier accès me rendit perclus de tous mes membres , ne pouvant aller de mon lit dans un fauteuil , & cette trifte fituation duroit depuis fix années confécutives. Je ne peux rappeller les différens remédes que j'ai employés inutilement. J'ai commencé la ptifane de M. *Chavy de Mongerbet* , au commencement du mois d'Août de cette année ; ſes effets ont été ſi heureux , qu'en moins de deux mois , j'ai été en état d'écrire , me promener par la Vil-le , aidé de mes bâtons , & ai déia monté à cheval pluſieurs fois. A Gex , près Genève , ce 10 Octobre 1760.

Poncet.

X. LETTRE.

Je ſuis attaqué de la Goutte depuis vingt ans , avec des accès plus ou moins fréquens & vifs ; j'appris par des écrits publics , que M. *Chavy de Mongerbet* , Médecin de Bourg en Breſſe , avoit compoſé une priſane pour ſoulager cette cruelle maladie , & j'en fis venir quelques bouteilles en 1758 , dont je me ſervis dans un ac-cès , & en fus très-ſatisfait ; l'année ſuivante j'en fis encore quelque uſage avec le même ſuccès. M'étant rendu à Paris depuis quelques mois , j'y ai pris un accès de Goutte aux pieds, aux genoux. Ne croyant point M. de *Mongerbet* dans cette Ville, un Aventurier vint me propofer un onguent pour me güérir, ce que j'acceptai; à la feconde friction la Goutte me remonta aux épaules, aux coudes, & aux mains, & je reffentis un feu & un déchirement fur la peau, particuliérement à la poitrine. J'envoyai au logement ordinaire de M. de *Mongerbet*, qui, fe trouvant à portée de me fecourir, me vint voir, & m'ordonna fa ptifane; je fus tranquillifé dès le troifiéme jour; & l'accès diminuant de jour en jour, j'ai été bien-tôt entiérement rétabli. A Paris, ce 22 Novembre 1760.

Morier de Monbrifon, rue des Tournelles, chez M. Dufaut, Loueur de Carroffes.

XI. LETTRE.

J'avois fait usage de différens remédes pour calmer ma malheureuse Goutte, & cette variation, au lieu de me soulager, paroissoit augmenter mes maux. Instruit par nos Religieux des bons effets de la ptisane de M. de *Mongerbet*, j'en commençai l'usage qui me mit bien-tôt dans le cas d'en faire l'éloge, & d'écrire une Lettre de remerciemens à ce Médecin,

Villefranche en Beaujolois. Natal.

Différens Particuliers de Versailles, & le Procureur des Célestins de Lyon, qui en font usage depuis quelque tems, s'en trouvent très-bien, de même que des Seigneurs à Paris, & notamment M. le Marquis de Bonnac, précédemment Ambassadeur en Hollande, qui en a ressenti les plus heureux effets, dans un accès de Goutte presque général,

& sous les yeux de M. de Bordeux son Médecin, &c.

Le Public n'est pas dans le cas d'appréhender des suites fâcheuses de ces doux remédes, puisque les Chefs de la Médecine, qui le connoissent, assûrent avec vérité qu'il ne peut produire des effets contraires en aucun cas ; ils peuvent ne pas être aussi sensibles & aussi complets chez tous les malades, soit par les complications cachées par le mauvais régime, ou par la caducité & l'affaissement de la machine, que des débauches continuées, ou des remédes contre-indiqués, ont pu beaucoup affoiblir. Dans ces cas, je conseille la constance dans l'usage du reméde, & dans l'exactitude du régime, sans lequel tous les remédes deviennent impuissans.

J'ai dit que la Goutte faisoit mon unique étude, & que je n'employois ma poudre, formant ma ptisane balsamique, fàmique, que dans cette maladie, & celles qui y avoient rapport, telles que Rhumatifmes goutteux, &c. Pour ne point quitter mon fujet, & donner uh exemple inftructif à ces habiles fabriquans de remédes univerfels, qui acquéreroient une réputation plus folide, s'ils les employoient dans les feules maladies, auxquelles ils pourroient être propres ; je ne citerai point fes effets fur des dartres invétérées qui couvroient les jambes d'un Particulier, & l'empêchoient de marcher ; quoique cette cure ait été opérée par l'ufage feul de ma ptifane, dont j'ai les preuves en main, je ne dois point m'en prévaloir, & affurer qu'elle guériroit toutes les dartres. Un reméde bien étudié & appliqué à propos, a des qualités particulières pour une maladie dont on connoît bien la nature, & devient infructueux ou nuifible dans celles qui ne reconnoiffent pas un

F

même vice dans le sang; il est même sur-
prenant de voir un nombre d'hommes
sages & éclairés qui se laissent séduire, &
se persuadent que l'on peut trouver dans
un seul reméde la Médecine univer-
selle.

ORDONNANCE.

Cette Ordonnance qui n'est fondée
que sur les observations & la pratique, doit être suivie & lûe avec attention; comme la société n'est rem-
plie que d'hommes turbulens & criti-
ques, qui se font une étude de blâ-
mer ce qu'ils ne connoissent pas,
soit qu'ils suivent les sentimens qui
leur sont naturels, ou que guidés par
le préjugé, ils cherchent à détruire ce
qu'ils devroient approuver, en re-
montant au principe; je donne ici
tous les moyens propres aux effets de
mon reméde, en faisant attention
aux différences des tempéramens &

des humeurs des Goutteux : je dis
que ma ptifane balfamique ne peut
jamais être contraire ; comme cela ne
fuffit pas, je dois la rendre utile à
tous ; pour y parvenir, je la confeille
dans les accès, & l'on en boira une
bouteille chaque jour, divifée en
douze gobelets que l'on prendra de
demi en demi-heure, chauffée au
bain-marie, continuant tout le mois.
Si l'on eft perclus, ou difpofé à le
devenir, l'on boira la bouteille par
jour pendant un mois, & chopine
tous les jours pendant un ou deux
mois fuivans, parce que les maux
anciens veulent un plus long traitement. Ceux qui ont les principes du
fang fort exaltés, dont la Goutte eft
très-chaude & bilieufe, & dont les
accès font très-violens, fi le lait paffe
bien, couperont une bouteille avec
un quart de lait bouilli & écrémé,
continuant de même, s'il n'y a point

de contre-indication ; pendant les premiers tems des accès, l'on recevra quelques lavemens de lait , avec une once & demie de caftonade. Si l'excès des douleurs prive du fommeil , l'on prendra pendant quelques foirs , fur les neuf ou dix heures , un julep fait avec une once & demie d'eau de laitue , & autant d'eau de chardon béni , demi-once d'eau de fleurs d'orange , dix grains d'yeux d'écreviffes préparés , demi-once d'huile d'amandes douces , demi-once de firop de pavot , & un gros de confeftion hyacinthe. Quoique je ne confeille aucune efpéce de topiques , ou applications extérieures , s'il fe trouvoit des cas où le malade ne fût fufceptible d'aucun foulagement , par des difpofitions ou des complications très-particulières , il feroit bouillir une poignée de graines de lin bien écrafées dans un mortier, & une cuillerée *de farine de fquint*

dans un peu de lait, en confiftence
de bouillie épaiffe, il y froifferoit
trois ou quatre jaunes d'œufs cuits
durs, dont il feroit une pâte, qu'il
étendroit fur un linge, l'appliquant
fur le mal, ne pouvant le faire que
fur les pieds, les genoux, les mains
ou les coudes, & toujours chaude-
ment; je ne confeille cet ufage que
quand le mal réfifte à tous les adou-
ciffans propofés.

Faifant attention que tous ces calmans font infructueux fans la ptifane qui attaque le principe, l'on ne
fe fervira de doux émétiques que dans
des cas bien marqués & connus de
fon Médecin dont on fuivra les avis.
Tous les purgatifs actifs irritent trop.
Voici celui que je prefcris en général; Prenez un gros & demi de fol-
licules, des fleurs de mauves, de
pêcher, de camomille Romaine & de
l'anis vert, de chaque, une pincée,

& de la fquine , un demi-gros que vous ferez bouillir un inftant ; l'ayant paffé , vous y ferez fondre deux onces de manne , & vous pafferez par un linge une feconde fois ; ceux qui ne peuvent fupporter la manne , feront diffoudre dans la première colature deux onces de firop de chicorée , compofé de rhubarbe. Ceux qui font fort difficiles à émouvoir , ajoûteront à ce purgatif vingt ou trente grains de poudre cornachine. Comme je n'ai obfervé aucun bon effet des faignées du bras , je n'en confeille point l'ufage , à moins que le Médecin qui fuit la maladie ne la juge à propos dans certains cas. Celle du pied convient beaucoup dans la Goutte remontée , & produit de très bons effets , n'en faifant point un abus. J'ai démontré l'inutilité & les fuites des eaux minérales dans la Goutte par les Lettres pratiques que j'ai citées ;

de même que de tous les spécifiques ; une répétition seroit ennuyeuse ; je ne conseille aucune espéce de bains ; quand l'on voudra laver ses pieds , &c. ce sera au moyen d'une serviette trempée dans l'eau chaude. Il ne faut point se mouiller, soit à la pluie ou à la rosée ; & quand le cas arrive , il faut se changer promptement , de même que dans les sueurs excitées par la marche ou d'autres fatigues. Tous les excès du corps & de l'esprit ont de mauvaises suites , particuliérement ceux des femmes & du vin. Il faut être modéré en tout , de même que dans l'exercice qui doit toujours être relatif aux forces d'un chacun. Un Goutreux doit peu faire d'usage du maigre , excepté des léguines préparés sans huile , & d'un peu de poisson grillé. Quand il se rencontre des complications vénériennes , il faut se faire

traiter en conséquence , en déclarant
que l'on est Goutteux , afin que le
traitement soit plus doux. Je ne dé-
termine rien pour le repas ; les uns
font obligés d'en faire plusieurs , &
d'autres n'en font qu'un ; j'aimerois
cependant mieux que l'on prît quelque chose le soir , pour attendre plus
tranquillement le repas du lendemain ,
l'appétit seroit moins vorace , & aidé d'une mastication plus lente , oc-
casionneroit de meilleures digestions.
Je ne peux trop répéter combien l'a-
bus du vin est pernicieux , & dé-
fendre l'usage des vins de liqueurs ,
& particuliérement des liqueurs. Comme ma ptisane n'a rien de gênant ,
n'agissant que par la sécrétion des
urines ; & par une douce transpiration , l'on sortira pendant son usage ,
dès qu'on le pourra , conseillant de
la récréation , particuliérement aux personnes de Cabinet , & aux mélan-

coliques. Ceux qui obfervent un régime fuivi , feront bien d'en boire
quelques bouteilles à l'entrée du printems & de l'automne ; ceux qui vivent différemment , n'y trouveront
des reffources que dans leurs accès.
Son effet eft de rendre les accès fort
doux , les éloigner , & empêcher
les révolutions , ce qui eft d'une très-
grande conféquence. Elle n'eft formée
que des fimples les plus recherchées.
Voici comme l'on la prépare.

Prenez une prife de ma poudre,
jettez - la dans une caffetière d'eau
bouillante qui tienne une bouteille,
mefure de Paris , faites - la bouillir
un bon quart-d'heure , & remuant
toujours avec une cuillère d'argent,
retirez-la & la couvrez ; quand elle
fera refroidie , vous la verferez dou-
cement dans la bouteille , & jetterez
le marc qui eft au fond ; il n'en faut
faire qu'une chaque fois. Je ne dé-

termine rien fur le nombre de fois
que l'on doit fe purger dans l'année,
il faut confulter fon Médecin qui
connoît les cas & les befoins de l'ordonner. Mais j'ai vû de trop fréquens
purgatifs occafionner promptement
des révolutions de Goutte ; & il ne
faut jamais fe purger pendant que
l'humeur de la Goutte s'annonce ,
mais fe fervir du lavement indiqué.
Il faut avoir le foin d'affranchir fes
Lettres , fans quoi elles reftent au
rebut. Le prix pour chaque prife ,
faifant la bouteille , eft de trois livres , & j'en facilite l'ufage à ceux
qui ne font pas en état de faire cette
dépenfe.

Toutes mes obfervations ne regar-
dant que la Goutte , les Rhumatifmes , Sciatiques , & les douleurs qui
y ont du rapport , & que l'on ne
diftingue pas affez exactement ; je
confulterai uniquement fur cette par-

tie ; je ferai chez moi depuis onze heures du matin jufques à une heure , & depuis trois heures après-midi jufques à quatre heures & demie , . & répondrai exactement par la pofte à ceux qui me confulteront , priant qu'on ait l'attention d'affranchir les Lettres. J'établis des correfpondances dans chaque Capitale des grandes Provinces du Royaume , où l'on trouvera ma poudre pour la ptifane balfamique , l'Ordonnance & le Traité de la Goutte ; chaque Correfpondant aura le foin de l'annoncer ; mon reméde fe trouvera en tout tems chez M. *de la Font* , à Paris où je loge ; & à Verfailles, chez M. *de Jolival* , rue S. François.

Je dis que j'adoucirai les moyens d'ufer de mon reméde à ceux qui ne peuvent faire cette dépenfe , & je ne le ferai qu'en me produifant les Certificats des Curés ; au moyen de ces

Certificats ; je me conformerai aux facultés des Particuliers, ou le leur donnerai *gratis*. Ceux que le préjugé empêche d'avoir recours à mon reméde, & à qui il arrive de promptes & violentes révolutions de Goutte qu'il faut dériver aux pieds, prendront une prise de ma poudre ; on la fait bouillir dans un demi-ſeptier du meilleur vin d'Eſpagne, pendant un inſtant ; l'on en donne un verre, & demi - heure après la ſaignée du pied ſe fera ; il n'eſt point de Goutteux qui ne doive s'en pourvoir, pour être dans le cas de parer promptement des coups ſi terribles. Les jours ſuivans, l'on continue ma ptiſane de la façon indiquée. L'on n'en prend qu'une ſeule priſe dans le tems de la révolution de l'humeur, ou autrement Goutte remontée. Comme pluſieurs Goutteux négligent de ſe purger, par des répugnances invincibles, je donne une

poudre purgative , très-douce & spécifique pour les Goutteux, que l'on in-
corpore dans du miel de Narbonne, bû-
vant par-deffus un bouillon fait avec de-
mi-livre de maigre de veau, douze juju-
bes, & une pomme de reinette coupée
en quatre ; l'on prend trois ou quatre fois
de ce bouillon dans la matinée. Le prix de
chaque prife eft de vingt-quatre fols.

Ce purgatif , dont les effets font
très-doux , convient particulièrement
à tous ceux qui ont eu quelque virus ,
dont la cure n'a été que palliative ; il
en faut prendre plufieurs jours de fuite,
pour affurer la guérifon , & paffer à
l'ufage de ma ptifane, quand il y a
complication de Goutte. Chaque année j'augmenterai ce Traité de faits
nouveaux & d'obfervations intéreffan-
tes relatives à la Goutte, & aux différens vices du fang que l'on ne vient pas
à bout de guérir.

Je loge chez M. *de la Font*, petite

rue Roch, Quartier Montmartre, où je ferai tous les hyvers, & pafferai les étés à Pont-de-Vaux en Breffe, par Mâcon, pour la collection de mes fimples. La Goutte ayant befoin de fecours auffi prompts, que les accès font violens & imprévus, l'on peut fe pourvoir du reméde, & le garder quelques années, fans aucune altération. Cette précaution eft le moyen le plus affuré d'empêcher les révolutions, & de porter bientôt le calme dans le fang. Chaque prife pour une bouteille ne pefant pas deux drachmes, on peut en faire les envois par la pofte.

CHAVY DE MONGERBET,
Docteur en Médecine.

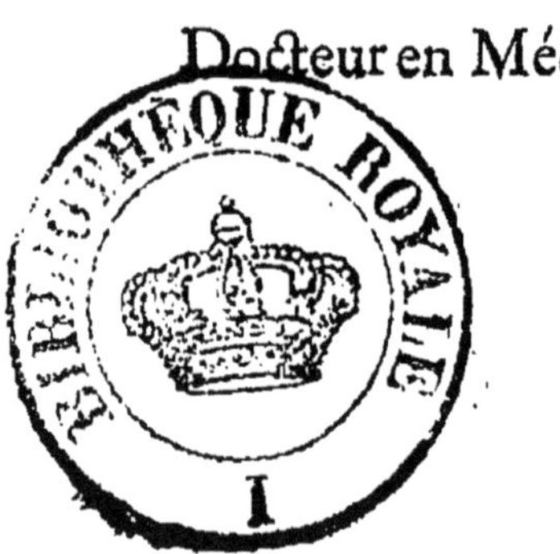

APPROBATION.

J'Ai lû par ordre de Monseigneur le Chancelier un Manuscrit qui a pour titre : *Nouvelles Observations sur la Goutte* , &c. par M. Chavy de Mongerbet. A Paris, ce 29 Décembre 1760. MORAND, Censeur Royal.

www.ingramcontent.com/pod-product-compliance
Ingram Content Group UK Ltd.
Pitfield, Milton Keynes, MK11 3LW, UK
UKHW021111220726
13924UKWH00004B/1639